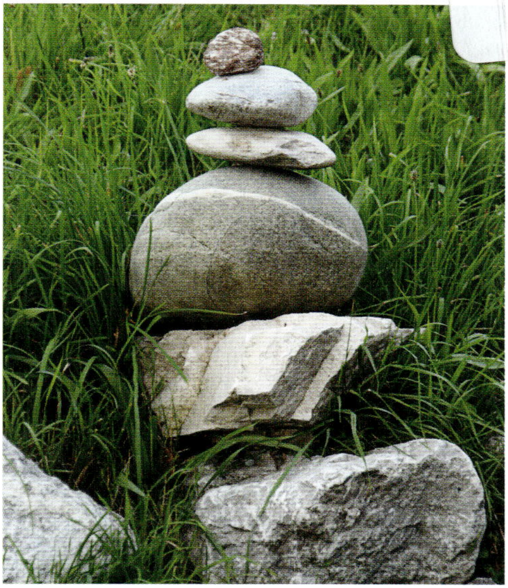

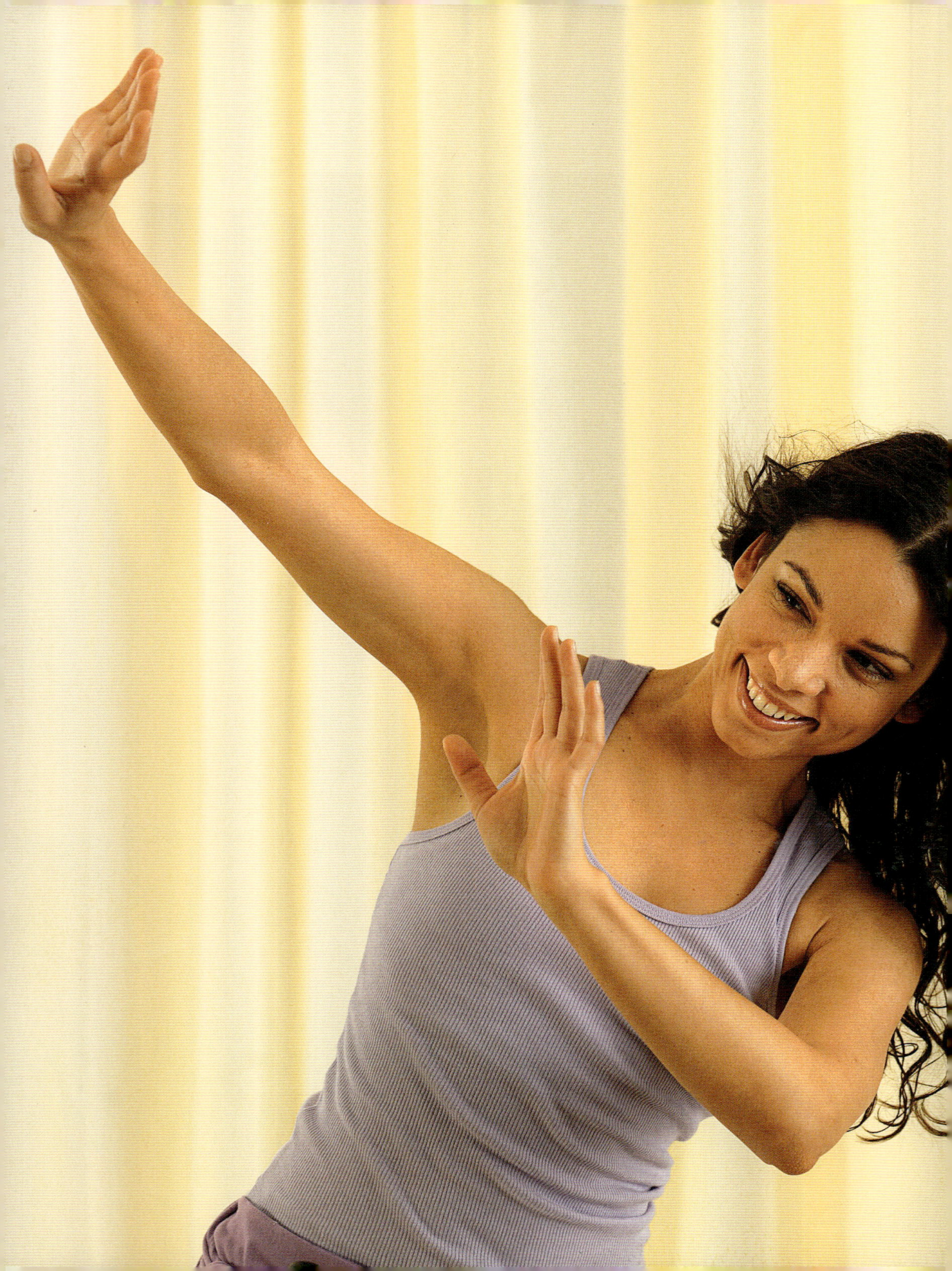

Qigong & Osteopathie

Die ideale Kombination zur Selbsttherapie

blv

DIETER BEH
JOHANNES WEINGART

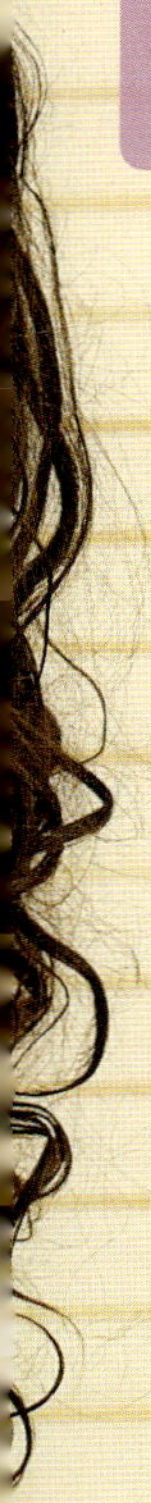

Was Sie in diesem Buch finden

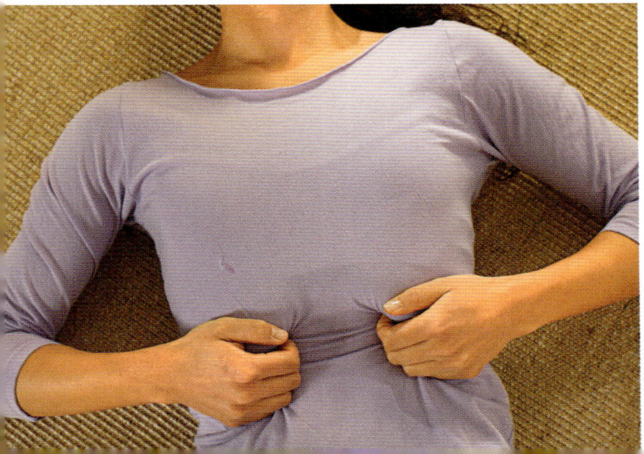

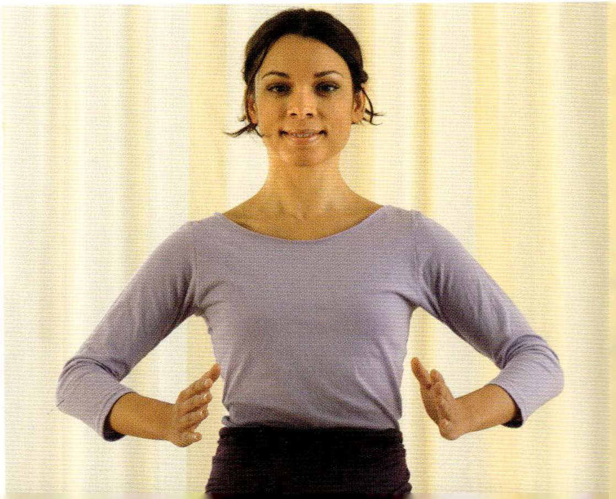

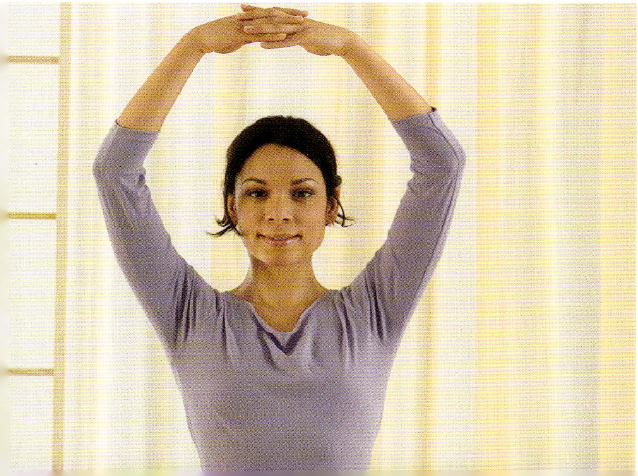

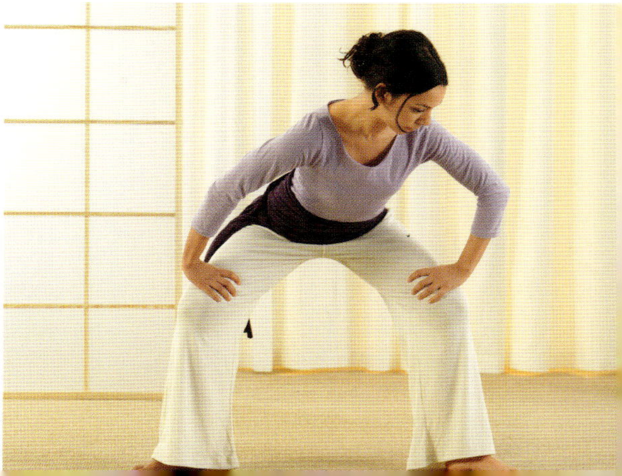

Vorwort von Ulrich Pramann

Wissen Sie noch, wie Sie sich vor Ihrem letzten Urlaub gefühlt haben? Abgespannt, ausgelaugt, nahezu ohne Energie – war es so? Und was haben Sie sich in dieser Situation am meisten gewünscht? Sicher wollten Sie raus aus dem Alltag, mal wieder etwas anderes sehen, einfach nur die Seele baumeln lassen und vor allem auftanken – richtig?

Wie oft fühlen wir uns überlastet, überfordert, abgekämpft, zerschlagen, leer? Es gibt viele Namen und Nuancen für diesen Zustand: Lustlosigkeit, Erschöpfung, Burn-out-Syndrom, Depression. Manchmal bemerken Freunde: »Dein Tank ist wohl ziemlich leer.«

Pack den Tiger in den Tank!

Wenn es um unser Auto geht, kennen wir uns aus. Wir wissen, dass es Kraftstoff braucht und dass uns das teuerste Auto nichts nützt, wenn zu wenig Benzin im Tank ist. Ebenso ist uns klar: Wenn wir ständig mit Höchstgeschwindigkeit fahren, kostet das eine Menge Treibstoff. Und wir wissen, dass wir mit vernünftigem Tempo viel Sprit sparen könnten und deutlich weiter kämen. Ja, mit unserem Auto kennen wir uns aus. Und die meisten Menschen gehen sorgsam mit ihm um.

Doch wie gehen wir mit uns selbst um, mit unserem Körper, mit unseren Energievorräten? Oftmals ziemlich sorglos. Die Quittung dafür ist unvermeidlich. Viele klagen über körperliche und geistige Erschöpfung sowie über fehlenden Antrieb.

In diesem Buch beschreiben die Autoren deutlich, wie einfach jeder sein Leben in andere Bahnen lenken kann, um mehr Energie für die täglichen Aufgaben und Herausforderungen zu gewinnen.

Energie ist mehr als nur Power

Energie wird in unserer modernen Gesellschaft von vielen mit Power gleichgesetzt. Power entwickelte sich zum Zauberwort. Ohne sie kann man sich nicht behaupten, ohne dauerhafte Höchstleistung besteht kaum eine Chance auf Karriere.

Wie gut, dass heute viele Menschen Energie und Power differenziert und in einem neuen Licht betrachten. Nein, Energie ist nicht dasselbe wie Power. Energie ist mehr. Energie bedeutet Lebensenergie und ist jene Kraft, die uns gesund macht und gesund erhält.
Die Rechnung ist einfach: Je mehr Lebensenergie wir haben, desto gesünder, ausgeglichener und glücklicher sind wir. Nur wenn wir über genügend Energie verfügen, können wir klar denken und handeln – und unsere Ziele im Leben erreichen.

Immer mehr Menschen sind neuen Energiequellen gegenüber sehr aufgeschlossen, etwa östlichen Methoden und Techniken gegenüber, die spürbar und nachhaltig Energie geben. Interessanterweise sind die meisten dieser

Techniken – Yoga, Shiatsu, Taiji quan, Qigong – sehr alt.
Viele Menschen sind auch längst mit jener Energieformel vertraut, die einst der griechische Philosoph Heraklit prägte: »Alles fließt.« Solange der Energiefluss ungestört ist, fühlen wir uns wohl und das Krankheitsrisiko ist gering. Doch verunreinigen Risikofaktoren wie Umweltgifte, Nahrungsfette, zu viel Alkohol und Zucker den Energiefluss. Das geht lange Zeit gut, so lange, bis in diesem Fluss ein größeres Problem auftaucht – etwa ein umgestürzter Baum, an dem sich der Abfall staut. Auf unseren Energiefluss bezogen, sind solche Probleme und Energiefresser beispielsweise Stress, Ärger oder Angst. Sie können einen Stau im Energiefluss verursachen – und dieser Stau macht sich dann im Körper als Krankheit bemerkbar.

Qi – Lebensenergie und schöpferische Kraft

Das chinesische Wort für Energie ist »Qi« oder »Chi« (sprich: Tschi), was u. a. Luft, Atem oder Wind bedeutet. Im ursprünglichen Verständnis ist Qi die Luft, die wir atmen, die Atmosphäre um uns herum und die Nahrung, die wir zu uns nehmen. Qi – das sind aber auch Gefühle und Empfindungen, die uns berühren, anrühren.
Qi – das sind die Kräfte des Universums, das ist schöpferische Kraft, das ist universelle Lebensenergie. Wir kennen das Wort von den Begriffen Qigong, dieser jahrtausendealten Bewegungslehre, und Taiji quan.

In diesem Buch findet der Leser umfassende Informationen nicht nur über Qigong, sondern auch über Osteopathie. Dieses Wissen haben die Autoren in über zehn Jahren praktischer Arbeit gesammelt und erfolgreich umgesetzt.
Sie verfolgen in diesem Buch ein faszinierendes Ziel: das Verbinden von Energiewelten. Sie gehen neue Wege und schlagen eine Brücke zwischen der altchinesischen Selbsthilfemethode Qigong und der klassischen Fremdbehandlungsmethode Osteopathie. Beide energetischen Übungssysteme, so scheint es, haben auf den ersten Blick nichts miteinander zu tun, denn sie haben ihre Wurzeln in völlig unterschiedlichen Kulturen.

Zwei Verfahren – ein Ziel

Qigong hat sich lang vor unserer Zeitrechnung im alten China entwickelt. Diese meditativen Bewegungs- und Atemübungen führen zu einer inneren Konzentration, mit deren Hilfe Körperenergie aufgebaut und harmonisiert werden kann und zum Zentrum des Körpers zurückgeführt wird.

Osteopathie wurde im 19. Jahrhundert von dem Arzt Andrew Taylor Still aus Virginia entwickelt. Es handelt sich um eine holistische, den gesamten Körper – Skelett, Muskeln, Bänder, Gelenke – umfassende Therapieform, mit der man Schmerzen lindern, die Beweglichkeit der Gelenke verbessern und die Gesundheit des Patienten wiederherstellen kann.

Den Autoren gelingt es, die beiden Methoden miteinander zu verbinden. Denn letztlich wollen beide Verfahren das Gleiche erreichen: den gestörten Energiefluss im Körper, die Ursache für zahlreiche Beschwerden und Krankheiten, wieder ins Gleichgewicht bringen.

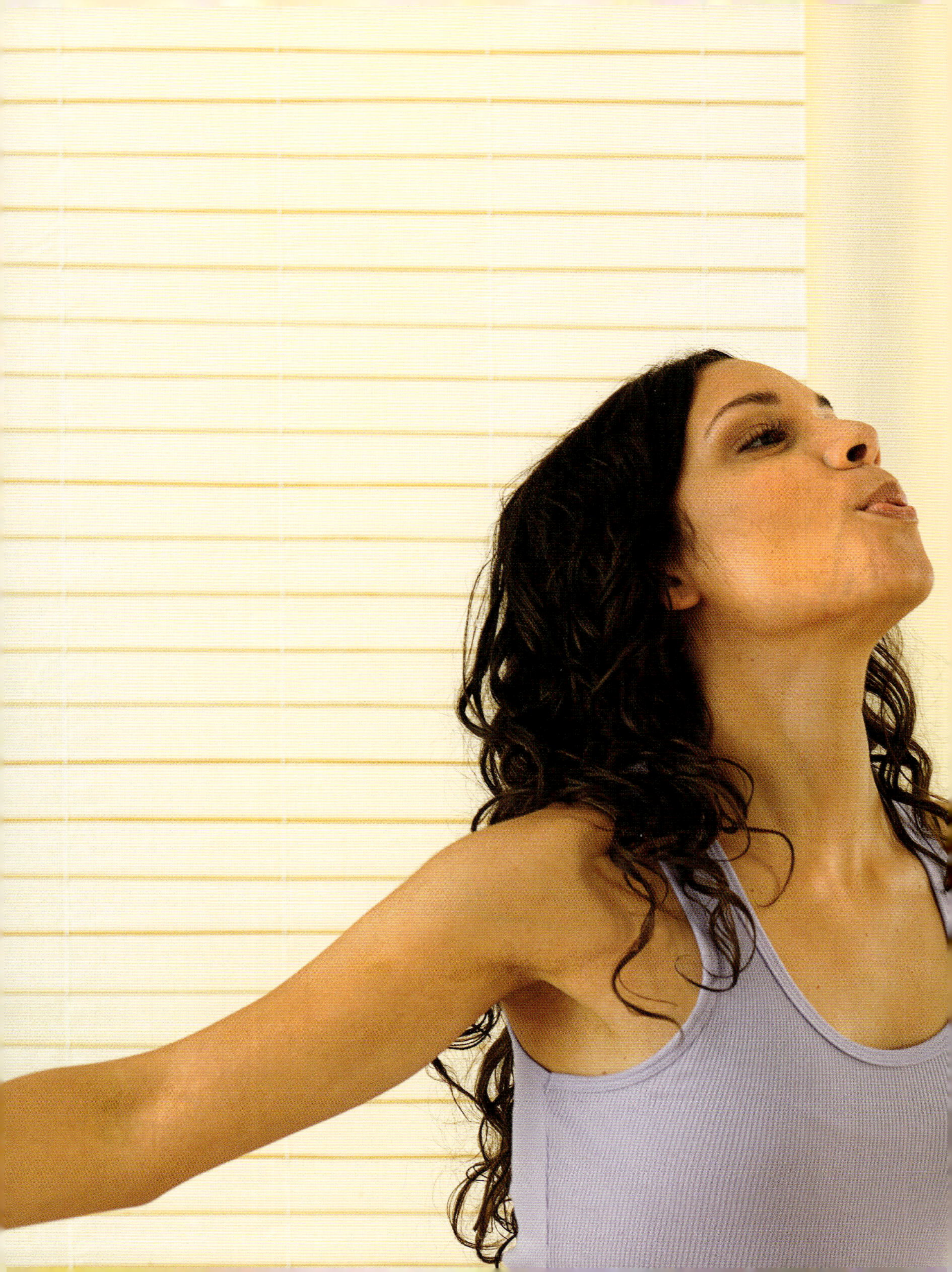

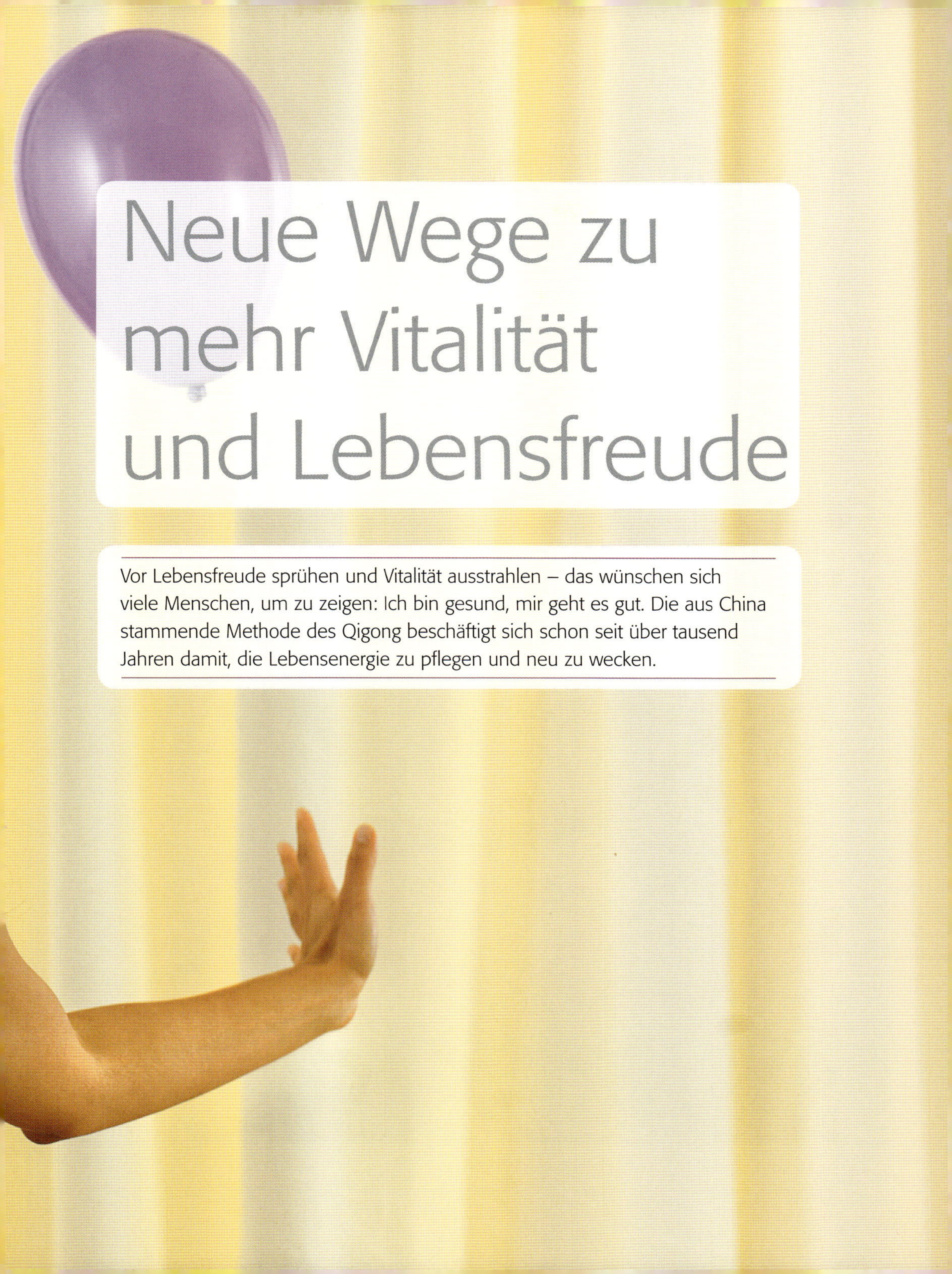

Neue Wege zu mehr Vitalität und Lebensfreude

Vor Lebensfreude sprühen und Vitalität ausstrahlen – das wünschen sich viele Menschen, um zu zeigen: Ich bin gesund, mir geht es gut. Die aus China stammende Methode des Qigong beschäftigt sich schon seit über tausend Jahren damit, die Lebensenergie zu pflegen und neu zu wecken.

Der Wille zur Veränderung

Wir hören es häufig von Bekannten, wir lesen es täglich in der Zeitung, und insgeheim fürchten wir, dass es uns irgendwann vielleicht selbst betrifft: Der Stress und die vielen Verpflichtungen fressen uns auf, wir glauben, den täglichen Anforderungen nicht mehr gewachsen zu sein. Das geht so weit, dass wir allem und jedem gegenüber apathisch werden – wir brennen innerlich aus.

Und die Konsequenz? Vielleicht fassen wir an solchen Tagen den Entschluss: Nein, das passiert mir nicht. Und dann nehmen wir uns vor, etwas in unserem Leben zu ändern. Vielleicht träumen wir wieder davon, wie wir vor Kraft und Energie strotzen, um unsere Existenz mit Leben zu erfüllen.

Und am nächsten Tag? Unsere Pläne sind in weite Ferne gerückt – wir gehen zur Tagesordnung über. Wie Seifenblasen zerplatzen alle Illusionen über ein sinnvolles und erfüllteres Leben, und es bleibt etwas Bedrückendes in uns zurück: Resignation.

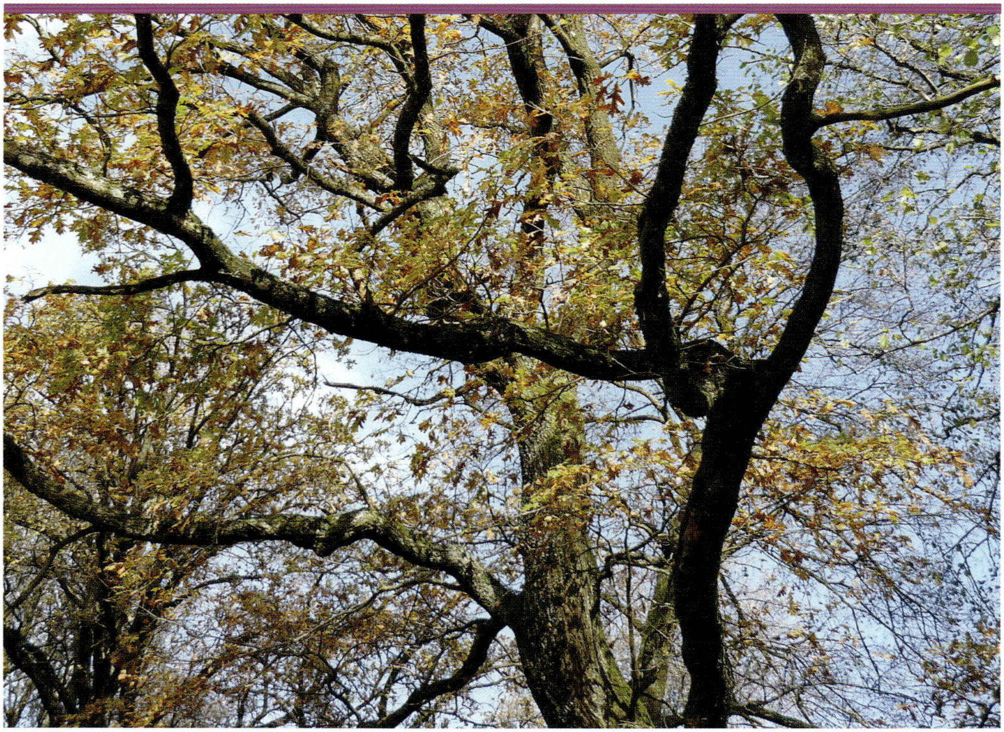

Ein Baum – Sinnbild für Kraft, Energie und Wandel

Starten Sie durch!

Lassen Sie das nicht länger zu – wagen Sie etwas Neues. Holen Sie sich die Energie, diese Lebensfreude und innere Ruhe, von der Sie insgeheim träumen. Den Weg dorthin möchten wir Ihnen aufzeigen – und möglichst leichtmachen. Es ist leichter, als Sie glauben, nur der erste Schritt ist schwer. Doch Sie wissen ja: Auch eine Reise von tausend Meilen beginnt mit einem ersten Schritt.

Weshalb Ziele so wichtig sind

Stellen Sie sich einmal vor, Ihr Körper ist erfüllt mit wohliger Wärme. Sie spüren ein sanftes Kribbeln, es entwickelt sich eine Kraft, wie sie nur von imposanten Bäumen ausgeht.
Stellen Sie sich vor, Sie liegen ganz entspannt unter einem dieser Bäume, und da kommt eine kleine Feder langsam angeflogen. Mit zartem Pusten gelingt es Ihnen, die zierliche Feder in der Luft zu halten. Ohne jede Anstrengung schwebt sie über Ihnen, fast schwerelos. Halten Sie dieses Bild für einen Moment fest!

Ruhe finden, Kraft entwickeln

Was würde sich bei Ihnen wohl alles ändern, wenn Sie sich einem solchen wunderbaren Zustand der kraftvollen Ruhe und Leichtigkeit nähern würden? Ganz, ganz viel, oder?
Wenn wir für uns ein Ziel formulieren, steckt immer der Gedanke dahinter, dass wir etwas erreichen wollen. Wenn es sich um ein größeres Ziel handelt, fragen wir uns, was sich wohl alles in unserem Leben ändern würde, wenn wir dieses Ziel erreichen. Die entscheidende Frage aber lautet: Woran merken wir, dass wir unser Ziel erreicht haben? Die Antwort: Wenn Sie die eigene Mitte in Ihrem Leben wiedergefunden haben.

Zur Mitte zurückfinden

Jede einzelne Stunde in unserem Leben ist wichtig, und jeder unserer Tage ist mit Dingen angefüllt, die wir für andere tun. Jeder Tag sollte aber auch ein paar Minuten beinhalten, in denen Sie im absoluten Mittelpunkt stehen. Keine Zeit?
Woher nehmen dann Menschen, die vielleicht noch mehr Pflichten und Termine haben als wir, die Kraft und Motivation, täglich für sich selbst etwas zu tun? Das lateinische Wort »Motivation« bedeutet bewegen.
Menschen, die sich täglich für kurze Zeit in den Mittelpunkt stellen, haben schon erkannt, dass das Wertvollste für sie das Leben ist und der Körper die Quelle zur Gestaltung eines zufriedenen Lebens. Nur wenn es mir gut geht, kann ich etwas bewegen. Nur wenn ich mir die Zeit nehme, mit entsprechenden Maßnahmen den Körper in ein energetisches Gleichgewicht zu bringen, habe ich Freude daran.

Aus Ihrem Inneren

Die eigene Motivation wird von unseren Zielen getragen und vorangetrieben. Diese Ziele setzen Energien frei. Sie müssen jedoch von uns selbst kommen – aus unserem Inneren. Die Motivation, sich selbst jeden Tag einige Minuten dem Alltag zu entreißen, können Sie nur in sich selbst finden.

Das tägliche Qigong-Programm

Das Leben besteht oftmals aus Gewohnheiten und Ausreden: keine Zeit, keine Lust, keine Energie, die anderen machen es auch nicht, weshalb also ich?
Natürlich ist es schwer, etwas in seinem Leben zu verändern, und sei man noch so überzeugt von der Notwendigkeit dieser Veränderung. Doch ist es nicht auch reizvoll, auf Entdeckungsreise zu gehen? Machen Sie sich ab heute jeden Morgen bereit, einen Blick in ein neues Land zu werfen, ein Land, das Sie noch nicht kennen. Dieses Land bietet alles: Energie, Lebensfreude und Gesundheit. Ein wunderbares Reiseziel! Jetzt müssen Sie nur noch die Entscheidung treffen, dorthin aufzubrechen.

Schritt für Schritt dem Ziel entgegen

Veränderungen sind immer schwer. Für viele sind sie wie eine Mauer, die sie nicht verrücken können, geschweige denn überwinden. Aber jede Mauer besteht aus vielen kleinen Steinen. Lösen Sie also einen Stein nach dem anderen heraus, und Sie werden sehen, dass Sie dem Ziel immer näher kommen. Wenn Sie es in kleinen Schritten angehen, schaffen Sie es leichter.
Starten Sie mit täglich fünf Minuten Qigong in der ersten Woche. Sie werden in der zweiten Woche bereits feststellen können, dass Sie schon dabei sind, Ihre Vorgabe zu übertreffen. Machen Sie sich dies als Erfolg und innere Stärke bewusst.
Warten Sie nicht, bis die Zeit kommt, in der Sie aktiv werden können – vielleicht ist sie dann schon vorbei. Beginnen Sie jetzt, denn jetzt haben Sie sich dazu entschieden, sich die Zeit zu nehmen.

Kleine Anleitung für das Training

Damit Sie von Ihrem neuen Weg fortan nicht mehr abkommen, haben wir noch ein paar Tipps für Sie:

- Ziehen Sie die Qigong- und Osteopathieübungen nie verbissen durch. Denken Sie daran: Sie sind nicht Sklave Ihrer Idee.
- Sollten Sie zu müde sein, um die Übungen noch im Stehen durchzuführen, machen Sie einfach einige Übungen im Sitzen. Sie werden sehen, Sie schlafen besser ein – auch deshalb, weil Sie Ihrem Unterbewusstsein mitgeteilt haben, dass Sie weiterhin auf dem Weg sind.
- Loben Sie sich täglich, wenn Sie es geschafft haben. Selbst kurze Übungsintervalle sind wertvoll.
- Führen Sie sich immer wieder Ihr Zukunftsbild vor Augen.
- Wenn Sie sich leicht und locker fühlen, buchen Sie dieses Gefühl auf Ihr Erfolgskonto – denn was einmal auf diesem Konto ist, das bleibt auch darauf!

Jede Übung gibt Ihnen zusätzlich Energie mit auf den Weg und stärkt Ihre Gesundheit – wahrlich ein gutes Gefühl, den Tag so zu beginnen oder zu beenden.

Heilkunde trifft Kampfkunst

»Was ist eigentlich der Unterschied zwischen Qigong und Taiji quan?« Diese zentrale Frage wird häufig gestellt. Verkürzt beantwortet: Qigong ist älter, einfacher und kommt aus der chinesischen Heilkunde; Taiji quan in seiner heutigen Form ist jünger, komplexer und hat sich aus der Kampfkunst entwickelt.

Was ist Qigong?

Die Ursprünge des Qigong liegen bereits weit vor unserer Zeitrechnung. Bei schamanistischen Ritualen und Tänzen wurde festgestellt, dass die harmonischen Bewegungen körperliche Beschwerden der Teilnehmer linderten oder gar heilten.

Aus diesen Erfahrungen entwickelten sich unter genauer Beobachtung der Natur allmählich die ersten Übungssammlungen, die zusammen mit Verhaltensregeln, Empfehlungen und anderen Methoden helfen sollten, das Leben zu pflegen. Auch der Ursprung der Brokatübungen (siehe S. 72 ff.) wird in dieser Zeit gesehen.
Im Laufe der Jahrhunderte entwickelte man immer mehr Übungssysteme, inzwischen wird eine Vielzahl dieser Übungssysteme weltweit gelehrt.
Dabei wird im Wesentlichen zwischen drei verschiedenen Ausrichtungen des Qigong unterschieden:

- Spirituell ausgerichtetes Qigong, das sich an vorherrschenden Denkschulen orientiert
- Medizinisch ausgerichtetes Qigong, das sich an Gesundheit und Krankheit orientiert
- Auf Kampfkunst ausgerichetes Qigong, das sich an Widerstandsfähigkeit und körperlicher Kraft und Ausdauer orientiert

Die einfachste Einteilung des Qigong unterscheidet zwischen den Formen Jinggong – Qigong ohne Körperbewegung – und Donggong – Qigong mit Körperbewegung. Zwei der acht Brokatübungen (siehe S. 78 ff.) tragen die klingenden Namen »Mit den Händen den Himmel stützen« und »Den Bogen nach rechts und links spannen«. Mit diesen Bezeichnungen werden stets Bewusstsein und Unterbewusstsein angesprochen und positiv energetisch beeinflusst.
Welche Bewegungsausführung geht Ihnen durch den Kopf, wenn Sie diese Bezeichnungen lesen? Blättern Sie zum Übungsteil (siehe S. 78 ff. und 82 ff.) vor und vergleichen Sie die Bewegungen mit Ihrer Vorstellung davon – eine gewisse Ähnlichkeit ist zu erkennen, oder?

Ihr persönlicher Übungsort

Um die Qigongübungen durchzuführen, brauchen Sie nicht viel Platz – ein kleines Eckchen, das Ihnen genug Bewegungsfreiheit erlaubt, reicht schon. Um sich immer wieder selbst zu motivieren, können Sie sich auch einen ständigen Übungsort einrichten, den Sie vielleicht mit Kerzen, Blumen oder einer Buddhastatue schmücken.

Der Unterschied zum Taiji quan

Die Wurzeln des Taiji quan werden zwar auch bereits vor Christi Geburt gesehen, die eigentliche Blütezeit dieser Methode begann jedoch erst gegen Ende des Mittelalters. Über Jahrhunderte hinweg wurden Stilrichtungen als strenge, familieninterne Geheimlehren entwickelt, die noch heute gültig sind.
Im Gegensatz zum Qigong werden beim Taiji quan einzelne Bilder zu einem Bewegungsablauf verknüpft, sodass sich der Übende durch den Raum bewegt und gegen einen imaginären Gegner oder Schatten kämpft – entweder alleine oder mit einer Waffe.

Faszination Qi

Bestimmt kennen Sie einen Ort, der für Sie eine Kraftquelle darstellt. Wahrscheinlich haben Sie auch schon festgestellt, dass verschiedene Witterungseinflüsse Auswirkungen auf Ihr psychisches oder physisches Befinden haben. Vielleicht hat man Ihnen auch schon einmal gesagt, dass Sie die eine oder andere Fähigkeit von Ihren Eltern geerbt haben. All diese Kräfte haben auch einen Einfluss auf Ihre Gesundheit und Ihr Wohlbefinden. In der Traditionellen Chinesischen Medizin (TCM) wird dafür das Wort »Qi« verwendet. Man kann den Begriff mit Lebenskraft oder Lebensenergie übersetzen. Dieses Qi wird immer mit menschlicher Aktivität in Verbindung gebracht.

Stärkende und schwächende Faktoren für den Organismus

Stärkende Faktoren	Schwächende Faktoren
■ Atmung	■ Bioklimatische Einflüsse
■ Bewegung	■ Einseitige Gemütslagen
■ Ernährung	■ Falsche Ernährung
■ Genetische Anlagen	■ Mangelnde Bewegung

Woraus beziehen wir Qi?

Auch der Begriff »Gong« hat mehrere Bedeutungen, u. a. »Bemühung«, »Anstrengung«, »Fertigkeit«. Zusammengesetzt könnte aus Qigong »regelmäßiges Bemühen, um die Lebenskraft zu erhalten oder zu verbessern« entstehen.
Beim Qi unterscheidet man drei Formen:

- Qi aus Nahrung und Wasser
- Qi aus der Luft
- Qi aus genetischen Anlagen

Das zentrale Ziel beim Qigong besteht darin, die Lebenskraft zu stärken, um die eigene Gesundheit zu erhalten oder wiederherzustellen. Es wird jedoch eine gewisse Zeit dauern, bis Sie dieses Ziel erreichen. Dennoch können Sie schon während des Lernprozesses positive, für die Gesundheit wichtige Wirkungen erzielen:

- Kräftigung einzelner Muskelpartien
- Verbesserung der Gesamtbeweglichkeit
- Verbesserung der Koordination
- Vertiefung der Atmung
- Entspannung
- Steigerung der Konzentrationsfähigkeit

Neuere Überlegungen in der Faszienbehandlung lassen die Vermutung zu, dass gerade die in Muskelketten angelegten Bewegungsabläufe von Qigong-Übungen als besonders wertvoll angesehen werden können. Auch hier trifft Neues auf Altes.

Gegensätze ziehen sich an – Yin und Yang

Das bekannteste Symbol für das Prinzip des Yin und Yang – die sogenannte Monade (siehe Grafik) – stammt aus dem Taiji. Mit seiner Kreisform und seiner Aufteilung in Schwarz und Weiß symbolisiert es Tag und Nacht, den ewigen Kreislauf und – wie Dämmerung und Sonnenaufgang – die Momente des Übergangs.
Das Prinzip des Yin und Yang steht für Gegensatzpaare, mit denen keine Wertung ausgedrückt wird. Die Paare bieten bei der Suche nach den Ursachen für ein gesundheitliches Ungleichgewicht eher eine Orientierung: Über sie können Zusammenhänge erkannt und entsprechende Gegenkonzepte entwickelt werden. Überwiegt ein Aspekt, entsteht ein negativer Einfluss auf den Organismus, der mithilfe von Gegenmaßnahmen bewältigt werden muss.

Einteilung einiger Aspekte in Yin und Yang

Yin	Yang
Erde	Himmel
Mond	Sonne
Wasser	Feuer
Vorne	Hinten
Unten	Oben
Innen	Außen
Kälte	Hitze
Passiv	Aktiv
Schläfrigkeit	Unruhe
Kalte Extremitäten	Warme Extremitäten

Negative und positive Einflüsse auf unseren Organismus

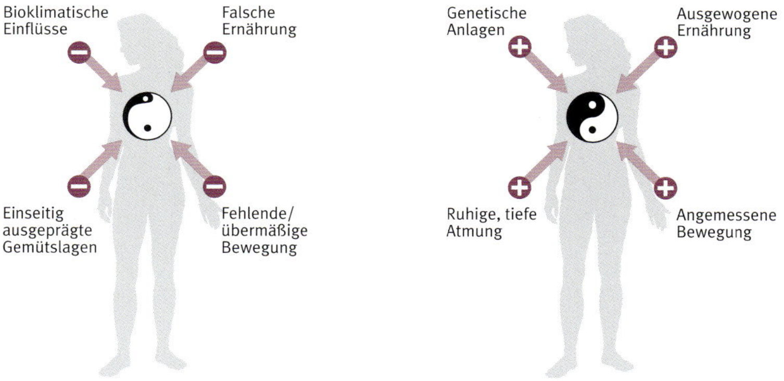

Das Gleichgewicht von Yin und Yang in unserem Körper hängt von zahlreichen äußeren Faktoren ab.

Energiekanäle im Körper – die Meridiane

Nehmen wir einmal an, Ihnen ist heiß, Sie haben Fieber. Mit welchen Hausmitteln hätte Ihre Großmutter diese Beschwerden kuriert? Sie hätte vermutlich den altbewährten Wadenwickel bemüht. Ein Kind hätte in Essig getränkte Söckchen anziehen müssen, um die Hitze aus dem Körper zu ziehen. Und wenn man friert und kalte Füße hat, wärmt ein Fußbad, eine heiße Suppe oder ein Tee.

Wechselndes Energieniveau

In ähnlicher Weise wie diese äußeren Anwendungen beeinflussen auch Akupunktur, Akupressur und Qigong das energetische Gleichgewicht des Menschen. Sie wirken auf die 14 Energieleitbahnen, die sogenannten Meridiane, ein und regulieren und harmonisieren die Lebensenergie je nach Bedarf. Nach Auffassung der Traditionellen Chinesischen Medizin fließt das Qi auf diesen Meridianen so wie das Wasser in einem Fluss – und zwar 24 Stunden am Tag. Dabei wechselt das Energieniveau im Laufe des Tages. Es gibt Zeiten, zu denen in jedem Organsystem ein Energiemaximum besteht, zu anderen Zeiten arbeitet das Organ dagegen nur auf Sparflamme. Wenn Sie die nebenstehende Tabelle der Tageszeiten, zu denen die Meridiane ihren energetischen Höhe- oder Tiefpunkt erreichen, mit Ihrem Tagesablauf vergleichen, können Sie sich Ihre Tageshochs und -tiefs leicht erklären – und wissen auch, warum beispielsweise ein opulentes Essen am Abend so schwer im Magen liegt.

Wechselndes Energieniveau

Meridian	Höhepunkt	Tiefpunkt
Magen	7–9 Uhr	19–21 Uhr
Milz	9–11 Uhr	21–23 Uhr
Herz	11–13 Uhr	23–1 Uhr
Dünndarm	13–15 Uhr	1–3 Uhr
Blase	15–17 Uhr	3–5 Uhr
Niere	17–19 Uhr	5–7 Uhr
Perikard	19–21 Uhr	7–9 Uhr
Dreifacher Erwärmer	21–23 Uhr	9–11 Uhr
Gallenblase	23–1 Uhr	11–13 Uhr
Leber	1–3 Uhr	13–15 Uhr
Lunge	3–5 Uhr	15–17 Uhr
Dickdarm	5–7 Uhr	17–19 Uhr

Verbindung von innen und außen

Das Leitbahnensystem der Meridiane befindet sich in der Peripherie zwischen Muskulatur und Unterhautfettgewebe und stellt somit eine Verbindung zwischen Innen- und Außenwelt dar. Diese Verbindung machen wir uns in der Akupunktur, Akupressur und im Qigong zunutze.

Wenn Sie schon einmal eine Akupunkturbehandlung erhalten haben, wissen Sie, dass auf diesen Linien über 300 Punkte liegen, die zum einen unterschiedliche Funktionen haben und zum anderen unterschiedlichen Beschwerdebildern zugeordnet sind. Über die Nadeln versucht der Arzt, ein energetisches Ungleichgewicht im Körper zu regulieren. Qigong möchte letztlich genau dasselbe erreichen, nämlich eine Harmonisierung der Lebenskraft. Der Zugang erfolgt primär über die Bewegung – dehnende und anspannende, gelenköffnende und gelenkschließende Impulse –, über die Atmung und über die Vorstellungskraft.

Qigong ist leicht zu lernen

Einer der großen Vorteile des Qigong ist, dass Sie die Übungen leicht selbst durchführen können. Allerdings benötigen Sie Geduld: Die gewünschten Effekte lassen möglicherweise auf sich warten, da der Einfluss nicht so direkt erfolgt wie etwa bei der Akupunktur.
Doch wird Qigong Sie begeistern, wie inzwischen unzählige andere Menschen. Nicht nur Topmanager und Marathonläufer schwören auf die Methode, mit der sie ihre Energiereserven innerhalb von Minuten wieder auffüllen können. Auch für den Alltag, der oft schon anstrengend genug ist, eignet sich Qigong hervorragend.

Die 14 Meridiane

Im Folgenden möchten wir Ihnen die 14 Energieleitbahnen des Körpers kurz vorstellen (siehe auch Grafik S. 18 und 20). Dabei vereinigen sich immer vier Meridiane zu einem Umlauf und gehören zusammen.

Lungenmeridian

Der Lungenmeridian beginnt am Brustkorb und verläuft entlang der Vorderseite des Arms bis zum Nagelwinkel des Daumens.
Einsatzgebiete u. a.:

- Erkrankungen der Atemwege
- Schmerzen an Ellenbogen und Schultern

Dickdarmmeridian

Der Dickdarmmeridian beginnt am Nagelwinkel des Zeigefingers und verläuft über die Außenseite von Unter- und Oberarm bis über die seitliche Halspartie zur Nase.
Einsatzgebiete u. a.:

- Zahnschmerzen
- Erkältungskrankheiten, Nebenhöhlenentzündungen
- Schulter-Arm-Beschwerden, Verspannungen durch »Zugluft«

Lungen- und Dickdarmmeridian stellen aufgrund ihrer Lage die ersten Kontaktpunkte mit der Außenwelt dar.

Verlauf der Meridiane

Zwölf der 14 Energieleitbahnen verlaufen jeweils in der linken und rechten Körperhälfte. Die sechs Leitbahnen auf der Körpervorderseite bezeichnet man als die Yin-Leitbahnen, die sechs auf der Rückseite als die Yang-Leitbahnen. Darüber hinaus verläuft zusätzlich ein Meridian in der Körpermitte über den Rücken und einer nochmals über die Körpervorderseite. Alle haben eine enge Wechselbeziehung zu einem inneren Organ.

Die 14 Meridiane

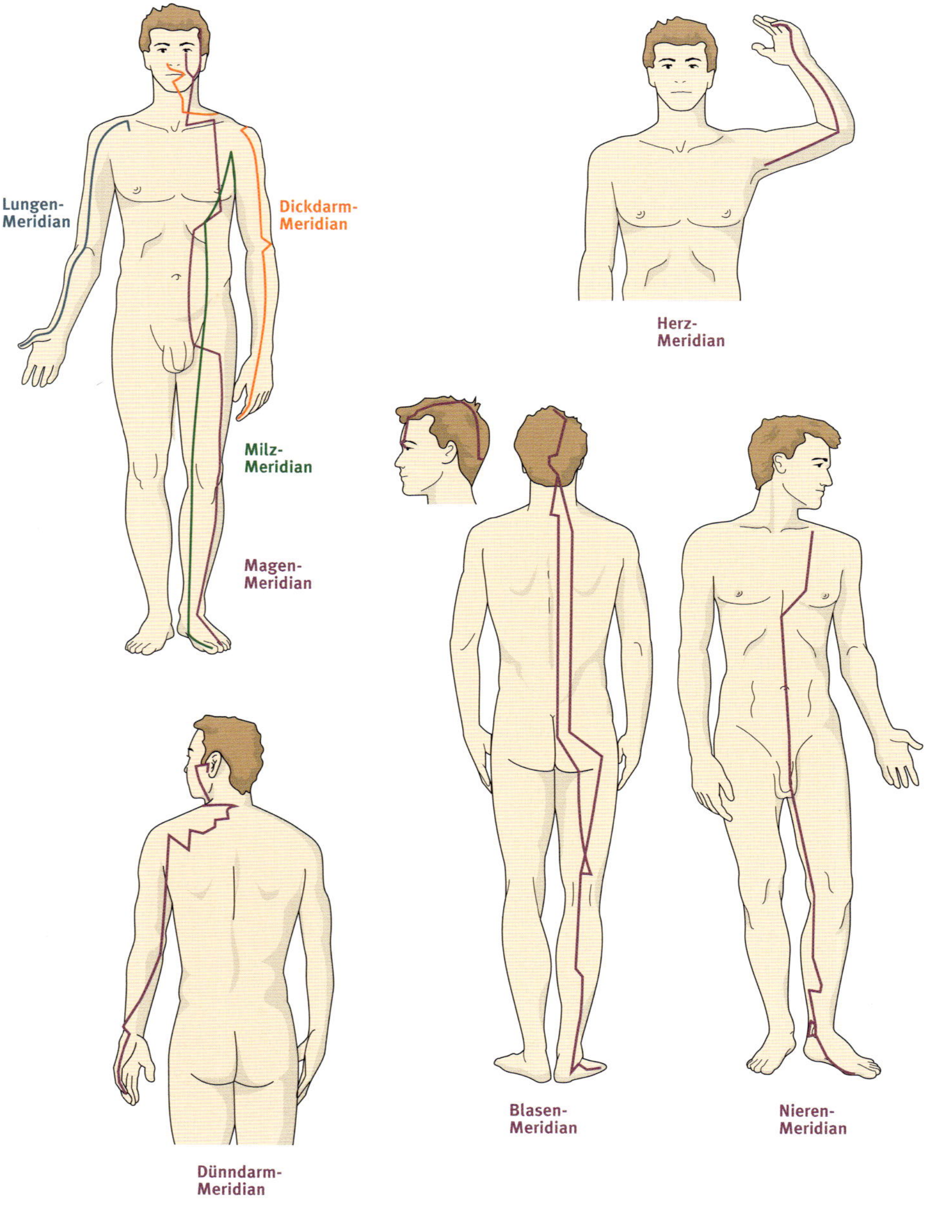

Die sechs Yin-Meridiane verlaufen auf der Vorderseite des Körpers, die Yang-Meridiane auf der Rückseite.

Magenmeridian

Er beginnt am unteren Augenrand und verläuft über Gesicht, Hals, Brust- und Bauchpartie, zieht dann zur Leistenbeuge und von dort über die Beinaußenseite zum Nagelwinkel der zweiten Zehe.

Einsatzgebiete u. a.:

- Augenerkrankungen wie z. B. Bindehautentzündung
- Migräne
- Erschöpfungszustände
- Chronische Magen-Darm-Beschwerden

Milzmeridian

Den Abschluss des ersten Umlaufs bildet der Milzmeridian. Er hat seinen Ursprung an der Großzehe und verläuft an der Beininnenseite nach oben bis auf Höhe der sechsten Rippe im Bereich der Achselhöhle.

Einsatzgebiete u. a.:

- Verdauungsstörungen
- Menstruationsstörungen
- Kniebeschwerden

Nur wenn Magen und Milz gut zusammenwirken, ist eine gute energetische Versorgung des Körpers gewährleistet.

Herzmeridian

Der Herzmeridian ist die kürzeste Energieleitbahn; mit ihm beginnt der zweite Umlauf. Er hat seinen Ursprung auf Höhe der Achselhöhle und verläuft an der Arminnenseite bis zum kleinen Finger.

Einsatzgebiete u. a.:

- Herzbeschwerden
- Schlaflosigkeit
- Psychosomatische Beschwerden wie z. B. Unruhe, Reizbarkeit

Dünndarmmeridian

Er beginnt am kleinen Finger und zieht sich auf der Außenseite zur Rückseite des Unterarms über Ellenbogen und Schulter bis hinauf zum Ohr.

Einsatzgebiete u. a.:

- Tinnitus
- Schulter-Arm-Syndrom
- Schmerzen am Ellenbogen

Blasenmeridian

Der Blasenmeridian ist die längste Energieleitbahn. Seinen Ursprung hat er am inneren Augenwinkel; von dort zieht er sich über den Kopf bis zum Nacken, wo er sich verzweigt. In zwei Strängen verläuft er nun neben der Wirbelsäule, weiter über die Beinrückseite bis zum äußeren Rand der kleinen Zehe.

Einsatzgebiete u. a.:

- Augenerkrankungen
- Emotionaler Ausgleich
- Kopfschmerzen
- Rückenschmerzen wie Ischiasbeschwerden
- Blasenfunktionsstörungen

Nierenmeridian

Der Nierenmeridian beginnt an der Fußsohle und zieht sich über die Beininnenseite sowie die Bauchdecke bis zur Schlüsselbeingrube. Hier endet der zweite Umlauf.

Einsatzgebiete u. a.:

- Nieren- und Blasenentzündungen
- Gleichgewichtsstörungen
- Menstruationsbeschwerden und -störungen
- Erschöpfungszustände

Da die Nierenleitbahn im Fuß beginnt, ist es wichtig, während des Übens keine kalten Füße zu haben.

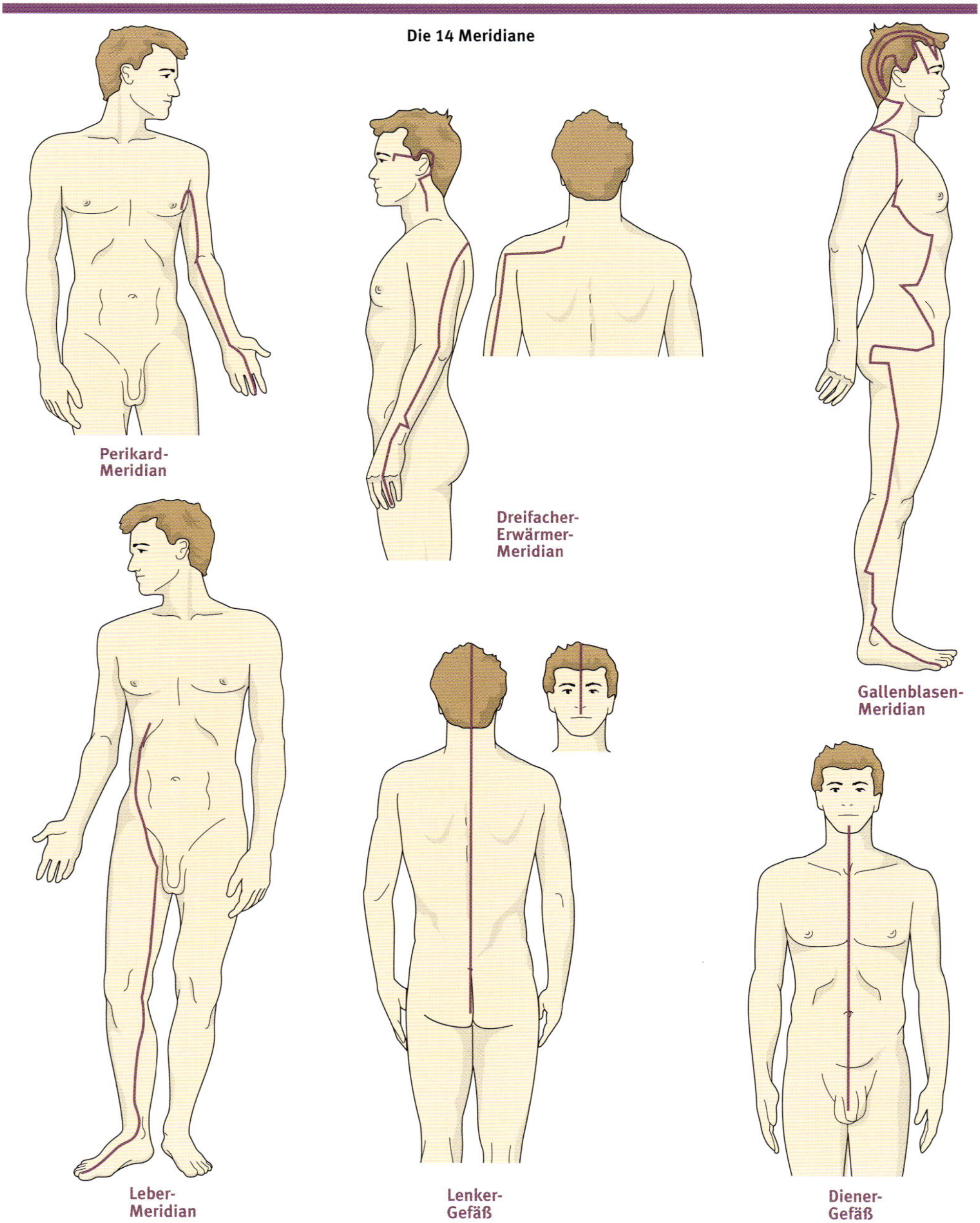

Darüber hinaus verläuft ein Meridian in der Körpermitte über den Rücken und einer über die

Perikardmeridian

Er entspringt am Brustkorb, von wo aus er an der Arminnenseite bis zur Spitze des Mittelfingers verläuft.
Einsatzgebiete u. a.:

- Handgelenkbeschwerden
- Bluthochdruck
- Rheumatische Beschwerden
- Unruhe

Dreifacher Erwärmer

Dieser Meridian ist keinem Organ direkt zugeordnet, sondern umfasst den Stoffwechsel von Atmung, Verdauung und Wasserhaushalt. Er verläuft von der Außenseite des Ringfingers über die Außenseite des Arms, die Schulter bis zur Schläfe.
Einsatzgebiete u. a.:

- Tinnitus und Schwindel
- Ohrenschmerzen
- Nackenverspannungen

In der Theorie verbindet der dreifache Erwärmer mehrere Organe zu einem geschlossenen System.

Gallenblasenmeridian

Vom äußeren Augenrand verläuft er an der Schläfe vorbei, zum Ohr zurück, über die Stirn nach hinten zum Nacken und von dort über die Schulter, die seitliche Brustwand und die Beinaußenseite zur vierten Zehe.
Einsatzgebiete u. a.:

- Schwerhörigkeit
- Halbseitige Kopfschmerzen
- Oberbauchschmerzen
- Rheumatische Beschwerden an Hüfte und Knie
- Rückenschmerzen

Lebermeridian

Der Lebermeridian bildet den Abschluss des dritten Umlaufs. Er hat seinen Ursprung an der Innenseite der großen Zehe und bleibt auf der Beininnenseite, bis er unter der Brustwarze endet. Einsatzgebiete u. a.:

- Migräne
- Menstruationsstörungen
- Allgemeine Schmerzzustände

Die Leber ist für einen harmonischen Energiefluss zuständig. Aufgestaute Gefühle können das beeinträchtigen.

Dumai-Meridian (Lenkergefäß)

Gemeinsam mit dem Renmai-Meridian übt der Dumai-Meridian eine Kontrollfunktion über die anderen zwölf Leitbahnen aus. Der Dumai-Meridian, auch Lenkergefäß genannt, kontrolliert die sechs Yang-Meridiane, die zum einen an die Armaußenseite angesiedelt sind und zum anderen über den Rücken verlaufen. Er beginnt oberhalb des Anus, zieht sich über den Rücken und endet unter der Oberlippe.
Einsatzgebiete u. a.:

- Rückenschmerzen und Ischiasbeschwerden
- Infektionskrankheiten
- Psychische Erregung nach Anstrengung

Renmai-Meridian (Dienergefäß)

Er kontrolliert die sechs Yin-Meridiane, die an der Arminnenseite und an der Körpervorderseite verlaufen. Er hat seinen Ursprung am Damm und endet am Mund.
Einsatzgebiete u. a.:

- Ödeme
- Appetitlosigkeit
- Ängstlichkeit
- Erschöpfungszustände

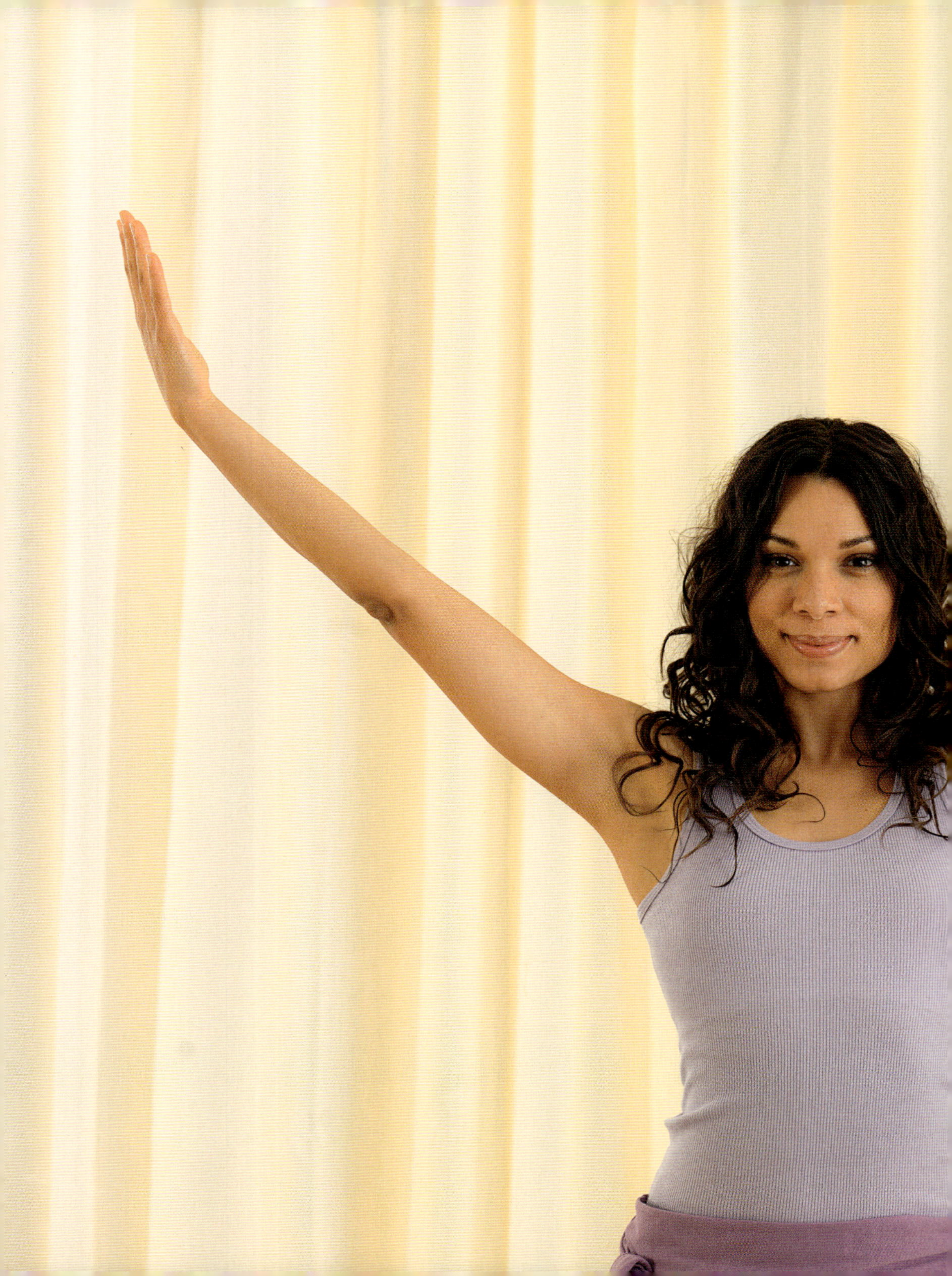

Qigong und Osteopathie – der gemeinsame Weg

Wann immer unterschiedliche geistige Welten aus Ost und West friedlich aufeinander treffen, wird es spannend. Qigong und Osteopathie – lässt sich das vereinen? Machen Sie das Beste aus beiden Welten und nutzen Sie die therapeutischen Strategien beider Methoden, um Beschwerden vorzubeugen und Ihr Wohlbefinden zu steigern!

Was ist Osteopathie?

Der Begriff »Osteopathie« wurde vom Begründer dieser Lehre, dem amerikanischen Arzt Dr. Andrew Taylor Still, eingeführt. »Osteo« hat seine Wurzeln im Griechischen und bedeutet »Knochen«; der Begriff »Pathie« ist mit dem Wort »Pathos« verwandt und bedeutet »Leiden« – aber auch die Fähigkeit, Gefühle und Leidenschaften zu erzeugen. Damit steckt in »Osteopathie« viel mehr als nur »Die Lehre über das Leiden der Knochen«.

In den weit über 100 Jahren seit der Begründung der osteopathischen Lehre sind viele neue Behandlungsrichtungen entwickelt worden. Sie wurden jedoch nur dann in das Lehrgebäude integriert, wenn sie der osteopathischen Philosophie entsprachen.

Philosophischer Hintergrund

Die Osteopathie ist viel mehr als nur eine medizinische Therapierichtung – sie basiert auf einer Philosophie, was bei keiner anderen westlichen Therapieform der Fall ist. Hier ist der Brückenschlag zu den östlichen Heilmethoden erkennbar, die weit mehr leisten wollen als nur die Beseitigung einer aktuellen Störung. Jeder aufmerksam beobachtende Qigong-Lehrer macht im Rahmen seiner Lehr- und Ausbildungszeit die gleiche Erfahrung wie der Osteopath: Bei einem Menschen hilft ein Therapieverfahren aus der östlichen Welt, beim anderen das der westlichen Welt. Und bei den meisten käme man schneller zum Erfolg, könnte man die beiden Verfahren kombinieren. Ausgerechnet diese wichtige Schnittstelle wird oft vermisst.

Neuere Theorien zu myofaszialen Leitbahnen weisen auf Ähnlichkeiten im Verlauf dieser Meridiane zu den der chinesischen Medizin zugrunde liegenden Leitbahnen hin.

Warum Qigong und Osteopathie?

Die osteopathische Philosophie stellt das Individuum in den Mittelpunkt des Handelns. Sie stützt ihr Handeln auf biologische Prinzipien, die auch im Qigong eine zentrale Rolle spielen.

Körperstruktur und Körperfunktion

Die Osteopathie geht von einer Wechselwirkung zwischen der Struktur des Körpers und den Körperfunktionen aus. Beide unterliegen einem ständigen Wandel, der von verschiedenen Faktoren beeinflusst wird. Beide Denkansätze – sowohl Osteopathie als auch Qigong – messen der täglichen Ernährung, dem Maß der Bewegung, der Atmung, der Verdauung und der geistig-seelischen Verfassung eine hohe Bedeutung bei.

Die Einheit von Körper, Geist und Seele

Ganzheitlichkeit – das nehmen viele medizinischen Disziplinen gerne für sich in Anspruch. Aber nur wenige erfüllen dieses Prinzip, ganz im Gegensatz zu den östlichen Gesundheitsansätzen, in denen diese Zusammenhänge schon immer gesehen und berücksichtigt wurden.

Die Osteopathie verfügt ebenso wie die östliche Medizin über verschiedene Therapieverfahren, die, unterschiedlich gewichtet, mal mehr den Körper und mal mehr die Seele oder den Geist ansprechen. Alle Verfahren zielen darauf ab, nie einen dieser drei Bereiche isoliert zu behandeln – der Mensch als Ganzheit steht im Vordergrund.

Die Selbstheilungskräfte fördern

Die Osteopathen bauen auf das Naturprinzip, dass der Körper alles unternimmt, um zu überleben. Die neueste Forschung konnte im Körper sehr viele Substanzen nachweisen, die er eigens produziert, um seine Selbstheilungskräfte zu dynamisieren. Die osteopathische Therapie zielt darauf ab, jene Organe zu unterstützen, die diese Substanzen bilden.

So kennt die Osteopathie beispielsweise Therapieansätze für die Nebenniere. Sie ist die Quelle für unser positives Stresshormon Noradrenalin, das uns fröhlich und euphorisch macht und zudem den Siegeswillen in uns weckt. Ganz bewusst hat die Osteopathie für alle Organe, die Hormone bzw. körpereigene Substanzen produzieren, Therapieansätze entwickelt. Eine ähnliche Denkweise finden wir beim Qigong, und zwar in dem Ansatz, energetische Disharmonien im Körper anzugehen, um ihm zu helfen, sich selbst zu helfen.

Alles im Fluss halten

Stellen Sie sich einmal vor, was passieren würde, wenn es im Abwassersystem einer Stadt zu einer Stauung käme. Irgendwann würde es anfangen, sehr unangenehm zu riechen, und irgendwann würde das Abwasser an die Oberfläche treten. Ähnlich schwerwiegend sind die Folgen, wenn sich Körperflüssigkeiten stauen. Denn dann können die Abfallprodukte aus den Zellen nicht mehr richtig entsorgt werden, und die Versorgung mit frischen Substanzen – einschließlich Sauerstoff – verschlechtert sich rapide. Darunter leiden die betroffenen Organe: Sie erkranken rascher, regenerieren langsamer, altern schneller. Die Osteopathie hat dafür ebenso wie das Qigong ein umfangreiches Therapiekonzept entwickelt. Es soll helfen, dass alles im Fluss bleibt – oder wieder in Fluss gerät.

Bewegung und Rhythmus

Sowohl Qigong als auch die Osteopathie gehen davon aus, dass sämtliche Organsysteme im Körper von der Bewegung leben, von moderater, nicht exzessiver Bewegung. Das Lymphsystem profitiert ebenso davon wie der venöse Blutrückfluss, der Verdauungstrakt und die inneren Geschlechtsorgane über das harmonische Zusammenspiel des Zwerchfells mit dem Beckenboden. Darüber hinaus gehen beide Therapieverfahren davon aus, dass das Leben und die Körperfunktionen in Rhythmen und nicht gleichförmig verlaufen, dass Verbindungen in alle Richtungen bestehen, die es zu öffnen gilt. Darin ist auch der Grund für das morgendliche Üben beim Qigong und Taiji quan zu sehen: Wenn mein Körper etwas leisten soll, muss ich ihm die Energie zu Beginn des Tages zur Verfügung stellen.

Wie steigert Osteopathie den Erfolg von Qigong?

Im Leben jedes Menschen gibt es einen entscheidenden Faktor, ohne den gar nichts geht – die Lebensenergie. Von ihr sind wir tagtäglich abhängig; treten in diesem Bereich Defizite auf, nehmen wir diese zwar zunächst nur langsam, doch allmählich immer bedrohlicher wahr.

Um unsere Lebensenergie auf einem Level von 100 Prozent zu halten, müssen wir bestimmte Voraussetzungen erfüllen. Einige davon hat die osteopathische Medizin schon vor über 100 Jahren erkannt und Therapieansätze dafür entwickelt. Eine der wichtigsten Voraussetzungen ist, dass alles im Körper im Fluss ist.

Diaphragmen – stille Energieblockaden im Körper

Wenn der ständige Fluss der »Körpersäfte« und der Informationen im Menschen gehemmt ist, können sich vielfältige Probleme entwickeln. Eine der häufigsten Ursachen dafür ist mangelnde Bewegung.

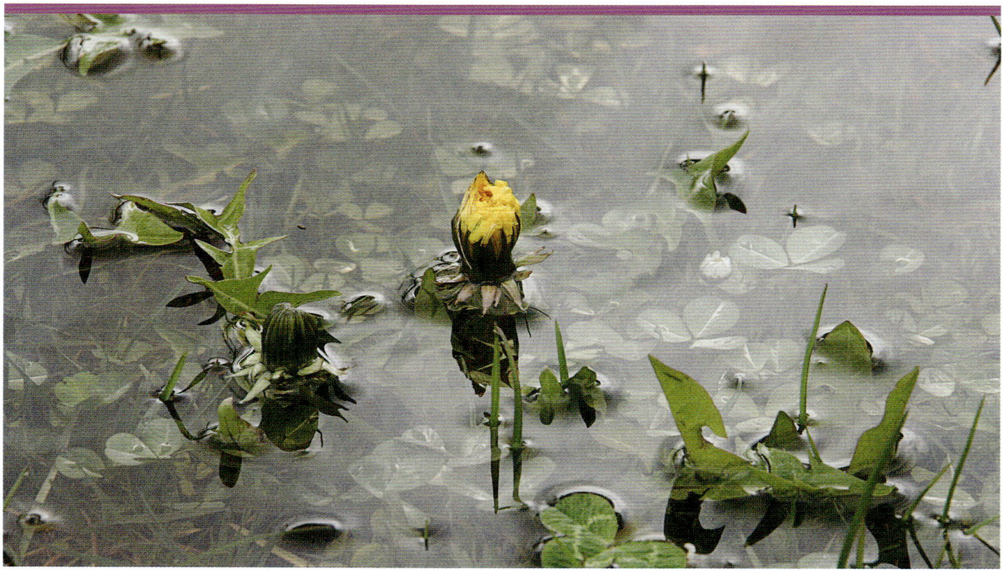

Um ein System – ob Ökosystem oder Körpersystem – gesund zu erhalten, bedarf es des Gleichgewichts. Erst wenn alle Teile harmonisch miteinander verbunden sind, bleibt das System intakt.

Jedoch können auch die sogenannten Diaphragmen den Fluss im Körper hemmen. Sie haben die Funktion von Scheidewänden oder »Dämmen«, die verhindern, dass sich Infektionen im Körper ungehindert ausbreiten und gewissermaßen den gesamten Körper überschwemmen. Bei gestörter Funktion können diese Diaphragmen jedoch auch regelrechte Energiebremsen sein.

Die wichtigsten Scheidewände unseres Körpers

Sämtliche Zonen unseres Körpers, die eine entscheidende Bedeutung für das Gesamtsystem haben, sind auf ganz besondere Art und Weise geschützt. Einen wichtigen Teil dieses Schutzsystems stellen die Diaphragmen dar, insbesondere die folgenden:

- Beckenbodendiaphragma
- Zwerchfell
- Diaphragma des oberen Brustkorbs
- Diaphragma zwischen Kleinhirn und Großhirn

Weitere kleinere, peripher gelegene Diaphragmen, etwa das Kniediaphragma und das Fußdiaphragma, spielen eher eine lokale Rolle.

Aufbau der Diaphragmen

Die Diaphragmen in unserem Körper besitzen unterschiedliche Aufgabenprofile und sind deshalb auch verschieden aufgebaut. Im Wesentlichen bestehen Diaphragmen aus Faszien. Diese Strukturen sind vom Kopf bis zum Fuß durchgehend vorhanden.
Die Faszien sorgen für Struktur und umhüllen die einzelnen Organe und die Muskeln. Faszien gehören zu den Weichteilgeweben des Körpers. Neueste Forschungsergebnisse belegen, dass Faszienstrukturen ähnliche Funktionen besitzen wie unser Gehirn. Sie verfügen über ein eigenes Gedächtnis, registrieren Verletzungen sehr genau, speichern diese ab und versuchen, deren Folgen zu korrigieren. Gelingt dies nicht, können sich Störungen entwickeln, auch Energieblockaden.
Weitere Bausteine der Diaphragmen sind die Ligamente. Diese sind vor allem dafür zuständig, die Organe, aber auch das knöcherne System im dreidimensionalen Raum zu stabilisieren. Sie verhelfen den Diaphragmen zu der notwendigen Stabilität.

Funktionen der Diaphragmen

Alle Diaphragmen haben neben speziellen Funktionen gemeinsame Aufgaben im Körper.

- Sie trennen wichtige Körperzonen voneinander. Es kann lebensrettend sein, dass zwischen dem Kleinhirn und dem Großhirn eine »Barriere« in Form eines Diaphragmas besteht, wenn es beispielsweise zu Blutungen, Entzündungen oder Abszessen kommt. Der Beckenboden verfügt sogar über ein dreischichtiges Diaphragma, weil zu der Barrierefunktion noch eine Haltefunktion und Schließfunktion hinzukommen.
- Sie trennen Körperzonen mit unterschiedlichen Druckverhältnissen. Dies sind insbesondere die Aufgaben der Diaphragmen des oberen Brustkorbs, des Zwerchfells und zum Teil auch des kleinen Beckens.
- Sie leisten Haltearbeit für Organe im Bauchraum. Am Zwerchfell sind die meisten unserer Bauchorgane aufgehängt. Dieses außerordentliche wichtige Diaphragma muss permanent im Stehen und Sitzen so schwere Organe wie die Leber sowie den

UNSER RAT

Lassen Sie sich nicht verunsichern. Es kommt häufig vor, dass Menschen mit Beschwerden zum Arzt gehen, dieser aber keine Diagnose stellen kann. Manchmal wird diesen Menschen Unrecht getan – sie werden als Simulanten oder psychisch krank abgestempelt, nur weil mit aufwendiger Maschinen- oder abordiagnostik keine offenkundige Störung gefunden wird. Sprechen Sie mit einem Osteopathen darüber.

Dünn- und Dickdarm halten, damit sie uns nicht ständig auf die Blase und die Genitalorgane drücken.

- Chronische Störungen oder Krankheiten in unserem Körper können möglicherweise auf einer Fehlspeicherung von Informationen in der Diaphragmastruktur basieren. Gelingt es uns nicht, negative Informationen aus diesem »Gedächtnis« zu löschen, kann es sein, dass wir uns unwohl oder sogar krank fühlen, obwohl es keinen wirklichen Grund mehr dafür gibt. Die meisten dieser chronischen Störungen sind mit klassischen medizinischen Diagnoseverfahren nicht nachweisbar.

Wie die verschiedenen Diaphragmen zusammenarbeiten

Unsere Diaphragmen und Faszien können nur dann optimal zusammenarbeiten, wenn sie geschmeidig und anpassungsfähig sind. Dies lässt sich am besten am Beispiel des Zwerchfells erklären, da dies ständig mit dem Diaphragma des Beckenbodens und des oberen Brustkorbs zusammenarbeiten muss.

Wenn sich das Zwerchfell zusammenzieht, bewegt es sich nach unten, lässt einen Unterdruck in der Lunge entstehen und erhöht den Druck im Bauchraum. Das Diaphragma des Beckenbodens muss dem entstehenden Druck elastisch nachgeben. Man kann sich das wie die Meeresbrandung vorstellen: Die Welle kommt, sie bewegt sich in Richtung Ufer – das entspricht dem Einatmen. Das Zwerchfell bewegt sich mit zartem Druck in Richtung kleines Becken und Beckenboden. Das Wasser strömt wieder ins Meer hinaus – das entspricht dem Ausatmen. Das Zwerchfell wandert nach oben, begünstigt durch den aufgebauten Druck im Bauchraum und in den Beckendiaphragmen. So entwickelt sich ein elastisches, harmonisches An- und Entspannen – Bewegungen, die auch dem Qigong innewohnen.

Wie Probleme entstehen

Wenn die Diaphragmen gegeneinander arbeiten, entstehen Störungen, weil der Körper mehr Energie verbraucht, als eigentlich notwendig wäre. Beispielsweise erschwert das Diaphragma des kleinen Beckens durch eine Verkrampfung die Zwerchfellatmung. Die Folgen: mehr Atemarbeit, weniger Sauerstoff. Verkrampfungen entwickeln sich am häufigsten durch Bewegungsarmut, chronischen Stress oder Entzündungen. Verkrampfte Diaphragmen bauen gewissermaßen Energiesperren auf. Das bedeutet, dass die Energie im Körper nicht mehr ungestört fließen kann. Wir bemerken das erst, wenn der Prozess

UNSER RAT

Sollten Ihnen unsere Übungen dennoch einmal Unwohlsein bereiten und verschwindet dieses Empfinden nicht nach zwei bis vier Wochen, sollten Sie Ihren Arzt oder Osteopathen konsultieren.

schon massiv fortgeschritten ist. Wir fühlen uns dann rasch ermüdet, nicht mehr so richtig frisch, schneller abgekämpft. Die Energiesperren können sich auch auf die Meridiane (siehe S. 16 ff.) auswirken. Diese sind allerdings mit herkömmlichen diagnostischen Verfahren nur näherungsweise nachweisbar.
Besser erkennbar für Arzt und Patient sind jedoch Störungen des Lymph- und Venensystems. Die häufig vorkommenden Störungen des Diaphragmas des oberen Brustkorbs können sehr unterschiedliche Symptome erzeugen: Druckgefühl im Kopf, Anschwellen der Tränensäckchen, Gefühl der Enge im Halsbereich oder im Brustraum sowie ein Völlegefühl im Bauch. Natürlich können diese Symptome auch auf anderen Störungen beruhen.

Das Konzept Eigentherapie

Wenn es um die Diagnose von Blockaden im Körper geht, wäre der ideale Weg die Untersuchung beim Osteopathen und die direkte Therapie durch ihn. Zu einer Zeit, als es in Europa noch sehr wenige Osteopathen gab, haben wir – gewissermaßen aus der Not geboren – Eigentherapiekonzepte entwickelt.

Mit diesen einfachen Basiskonzepten können Sie nichts falsch machen. So wie Qigong als »Selbst-Übe-Methode« gilt, so fordern auch diese Übungen Eigeninitiative. Sie müssen es nicht nur wollen, sondern auch tun.
Freuen Sie sich also auf die Übungen im nächsten Kapitel (siehe S. 35 ff.), denn ab jetzt gibt es keinen Grund mehr, nicht jeden Tag selbst etwas für Ihre Energie zu tun. Dieser Weg der Osteopathie hat sich bereits tausendfach bewährt.

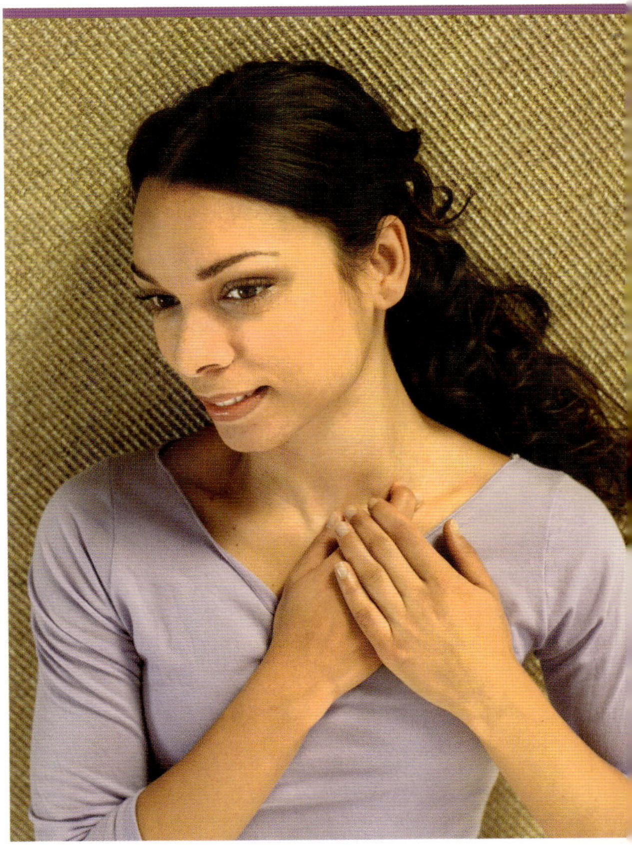

Gönnen Sie Ihrem Körper Tag für Tag etwas Gutes.

Ernährung – die Top-Energiequelle

Qigong und Osteopathie helfen Ihnen, ein Gleichgewicht im Leben zu finden. Beide Verfahren weisen einen harmonischen Weg zwischen den Anspannungen des Alltags und der notwendigen Entspannung in der Freizeit. Qigong und Osteopathie basieren auf einer ganzheitlichen Lebensphilosophie. Deshalb spielt auch die Ernährung dabei eine zentrale Rolle. Füttern Sie Ihren Körper zwei- bis dreimal pro Tag mit harmonischer und ausgleichender Energie! Beginnen Sie damit am besten schon morgen Früh bei Ihrem Frühstück!

Chinesisches und westliches Ernährungswissen vereinen

Auch in puncto Ernährung wollen wir zwei Energiewelten verbinden, um daraus etwas Neues zu entwickeln. Dieser Versuch ist so noch nie unternommen worden. Wir konzentrieren uns auf je ein wesentliches Merkmal aus der westlichen und der östlichen Welt.

Qigong und die Osteopathie empfehlen eine vollwertige, ausgewogene Ernährung mit allen Bausteinen des Lebens. Die ganzen neueren Diättrends entsprechen nur in einer Richtung den Bedürfnissen des Körpers – sie empfehlen weniger. Sonst sind sie zumeist einseitig und enthalten mehr oder weniger gut versteckte Verbote.

Ein Prinzip der Qigong- und Osteopathiephilosophie lautet: Jeder Mensch verfügt über natürliche Instinkte und kann auf die innere Intelligenz des Körpers vertrauen. Besonders wichtig dabei ist es, den Wandel der Ernährungsbedürfnisse zu erkennen. Und diese Bedürfnisse hängen von Alter, Geschlecht, Konstitution, Beruf, Art der Arbeit und der aktuellen körperlichen und geistigen Verfassung ab.

Chinesisches Ernährungsprinzip

Aus der komplexen Ernährungslehre der chinesischen Medizin wollen wir ein zentrales Detail herausgreifen, das auch für uns Europäer große Bedeutung hat. Und zwar deshalb, weil wir gerade in diesem Bereich viele unnötige Fehler machen, die unsere innere Harmonie stören.

Physikalische Eigenschaften der Nahrungsmittel

Wir wollen uns auf die Eigenschaften warm – neutral – kalt konzentrieren. Sicher haben Sie im Sommer manches Glas Mineralwasser als außerordentlich erfrischend erlebt. Und wahrscheinlich wundern Sie sich immer wieder, wenn in Wüstenfilmen Tee (meist grüner oder schwarzer Tee) getrunken wird. Warum das? Die Antwort ist einfach: Kaltes Wasser und schwarzer Tee kühlen. Schwarztee noch stärker

So ernähren Sie sich richtig

- Essen Sie in ruhiger Umgebung.
- Kauen Sie jeden Bissen lange und gründlich.
- Bereiten Sie Ihr Essen immer frisch zu.
- Entscheiden Sie sich für Naturprodukte.
- Trinken Sie zu den Mahlzeiten Tee, Wasser oder Saft – aber nicht zu kalt.
- Essen Sie nur, wenn Sie hungrig sind.
- Vermeiden Sie Zwischenmahlzeiten.
- Essen Sie abends eher weniger.
- Reduzieren Sie Alkohol, Kaffee und kohlensäurehaltige Getränke.

als Wasser. Und ähnlich wie Tee hat jedes Nahrungsmittel eine physikalische Qualität, die allerdings nicht immer ganz leicht erkennbar ist. Doch eignet sich die physikalische Qualität eines Lebensmittels perfekt dazu, die innere Harmonie zu fördern.

Das Problem Übergewicht

Viele Menschen sind geradezu gierig auf Nahrungsmittel, die den Körper schädigen. Diese Gier entwickelt sich einerseits durch falsche Essgewohnheiten und andererseits, wenn der Körper aus dem Gleichgewicht geraten ist. In der westlichen Welt ist Übergewicht zu einem großen volkswirtschaftlichen Problem geworden. Fast alle Übergewichtigen essen zu viel, zu schnell und zur falschen Zeit das Falsche. Fatalerweise ist »das Falsche« in den letzten Jahrzehnten zum Standard geworden. Noch vor 100 Jahren bestand die Ernährung zu 80 Prozent aus basischen und zu 20 Prozent aus sauren Nahrungsmitteln. Heute ist das Verhältnis genau umgekehrt. Wie kommt das? Deutlich gestiegen ist der Konsum von Fleisch, Zucker, Weißmehl, gezuckerten Getränken, unreifem Obst und Alkohol. Alle diese Substanzen verbindet eines: Sie sind sauer, oder sie werden vom Körper im Sauren verstoffwechselt.
Die Folgen sind fatal. Übersäuerung im Körper fördert die Infektanfälligkeit und die Verletzungshäufigkeit, sie verzögert Heilungsprozesse nach Verletzungen, führt zu Osteoporose und »Steifheit« in den Gelenken. Weitere Folgen sind Bewegungsunlust und schnelleres Altern. Alle diese negativen Entwicklungen lassen sich durchaus vermeiden. Unsere Tabelle (siehe S. 32) zeigt die wichtigsten Nahrungsmittel und ordnet sie nach den beiden Kategorien »warm-neutral-kalt« und »basisch-neutral-sauer«.

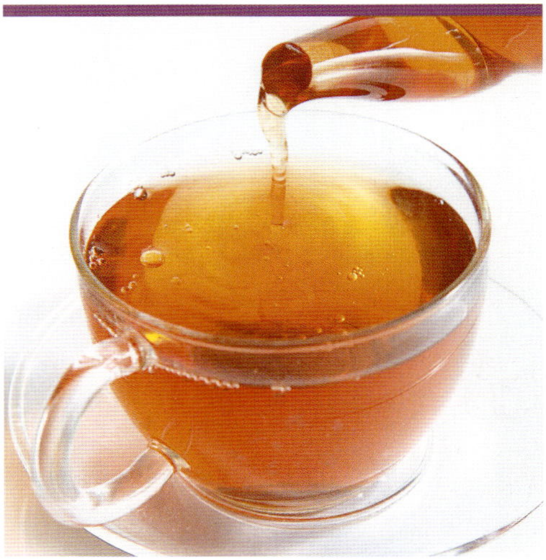

Lernen Sie, Ihrem Körper nur die Lebensmittel zuzuführen, die er in diesem Moment braucht.

Die wichtigsten Lebensmittel von WARM-BASISCH bis KALT-SAUER

	Warm	Neutral	Kalt
Basisch	**Gemüse** ■ Fenchel ■ Meerrettich ■ Stangenbohnen ■ Kürbis ■ Süßkartoffeln **Milchprodukte** ■ Kokosmilch **Getreide** ■ Amarant **Früchte** ■ Aprikosen ■ Pfirsiche ■ Rosinen ■ Süßkirschen **Getränke** ■ Getreidekaffee **Sonstiges** ■ Pistazien **Gewürze** ■ Alle, mit wenigen unbedeutenden Ausnahmen	**Gemüse** ■ Kartoffeln ■ Karotten ■ Erbsen ■ Rüben **Milchprodukte** ■ Süßrahmbutter ■ Frischmilch **Getreide** ■ Hirse **Früchte** ■ Mandarinen ■ Datteln ■ Feigen ■ Pflaumen ■ Trauben **Getränke** ■ Traubensaft **Sonstiges** ■ Honig ■ Rohrzucker	**Gemüse** ■ Blumenkohl ■ Auberginen ■ Spinat ■ Zucchini ■ Brokkoli ■ Mangold ■ Gurken ■ Avocados ■ Grüner Salat ■ Chicorée **Milchprodukte** ■ Sahne/Kefir ■ Joghurt **Früchte** ■ Mangos ■ Melonen ■ Zitronen ■ Rhabarber ■ Papayas ■ Bananen ■ Äpfel ■ Birnen ■ Orangen ■ Erdbeeren **Getränke** ■ Sojamilch ■ Mineralwasser ohne Kohlensäure **Sonstiges** ■ Cashewkerne
Neutral	**Gemüse** ■ Zwiebeln **Getreideprodukte** ■ Maisstärke	**Gemüse** ■ Feldsalat **Getreide** ■ Hirse **Sonstiges** ■ Haselnüsse	**Gemüse** ■ Kohlrabi ■ Rettich **Fleisch/Fisch** ■ Austern
Sauer	**Gemüse** ■ Rosenkohl **Fleisch/Fisch** ■ Schwein ■ Alle Fische mit Ausnahme der extra aufgeführten **Milchprodukte** ■ Schafskäse ■ Ziegenkäse ■ Hartkäse ■ Handkäse **Getreideprodukte** ■ Haferflocken **Getränke** ■ Rotwein ■ Kaffee	**Gemüse** ■ Linsen **Fleisch/Eier** ■ Hase ■ Rind ■ Kalb ■ Eier **Milchprodukte** ■ Butter **Getränke** ■ Malzbier **Sonstiges** ■ Erdnüsse	**Gemüse** **Fleisch/Fisch** ■ Kaviar ■ Calamari **Milchprodukte** ■ Quark **Getreideprodukte** ■ Reis ■ Weizen(grieß) ■ Gerste ■ Roggen **Früchte** ■ Unreife Früchte **Getränke** ■ Weißwein ■ Mineralwasser mit Kohlensäure ■ Bier **Sonstiges** ■ Salz/Fabrikzucker

Tipp: Diese Aufstellung soll Anhaltspunkte liefern, damit Sie die Reaktionen Ihres Körpers auf Lebensmittel besser verstehen. Sie sollten immer mit Freude essen. Die Liste kann Ihnen auf jeden Fall helfen, beim Essen energetisch klüger zu entscheiden.

Mehr Spaß beim Essen

Für die meisten schwingt beim Thema »Ernährung« Verzicht mit – und Kampf. Kampf gegen Versuchungen, Kampf gegen zu viele Pfunde, Verzicht wegen Risikofaktoren, Verzicht auf Genuss. Viele erleben sich täglich als Verlierer, weil sie doch wieder schwach geworden sind. Schluss damit! Sehen Sie das Leben als Spiel. Gehen Sie spielerisch mit Ihren Qigong- und Osteopathieübungen um und entwickeln Sie ein neues Energieessverhalten.

Goldene Essregel Nummer eins

Die Art Ihrer Ernährung (Ursache) bestimmt darüber, wie leistungsfähig jede einzelne Körperzelle ist, und damit auch, wie leistungsfähig Sie insgesamt sind (Wirkung). Steigern Sie die Qualität Ihrer Ernährung (Ursache), steigert sich auch die Qualität Ihrer Lebensenergie (Wirkung). Entwickeln Sie für sich das Bild eines genialen Gärtners, der im Garten des Lebens nur wunderbare Ursachen sät, und Sie werden garantiert die besten Wirkungen ernten. Wenn Ihnen kalt ist, essen und trinken Sie wärmende Lebensmittel. Wenn Sie das Gefühl haben, beim kleinsten Problem leicht »sauer« zu reagieren, essen Sie bewusst basisch.

Goldene Essregel Nummer zwei

Entscheiden Sie sich ab heute beim Essen für Energie und Leben. In Lebensmitteln steckt viel mehr Energie als in Nahrungsmitteln:

UNSER RAT

Bitte keine Vorschriften – die sind allenfalls dazu da, sie zu brechen. Entwickeln Sie stattdessen kluge Essregeln, die Ihr Unterbewusstsein, also die innere Kraft Ihres Bewusstseins, auf Ihr neues Ziel ausrichten.

- Lebensmittel schenken Leben, weil sie aus frischen, natürlichen Produkten bestehen.
- Nahrungsmittel können nur nähren, also allenfalls verhindern, dass Sie verhungern.

Die meisten Menschen der westlichen Welt ernähren sich aber so, als müssten sie täglich dem Hungertod entgehen, und essen sich Reserven für Hungersnöte an, die wahrscheinlich und hoffentlich nie mehr kommen. Sie verleiben sich hoch kalorische, fett- und zuckerhaltige Nahrungsmittel ein. Diese sind durch unterschiedlichste Konservierungsprozesse lange haltbar gemacht und dadurch meist schwer verdaulich (Ursache). Das macht den Menschen schwerfälliger (Wirkung).

Gestalten Sie Ihr Inneres danach, wie Sie nach außen wirken möchten. Das gilt besonders auch für das Essen. Seien Sie wählerisch, genießen Sie das Essen. Entscheiden Sie sich deshalb täglich – wann immer es geht – für Lebensmittel, die möglichst frisch und jung sind. Dann wird es nicht lange dauern, bis Sie Ihr Inneres und Äußeres in Harmonie erleben. Und schließlich beschert Ihnen das Leben auch diese Leichtigkeit, die jeder von uns so gerne hätte.

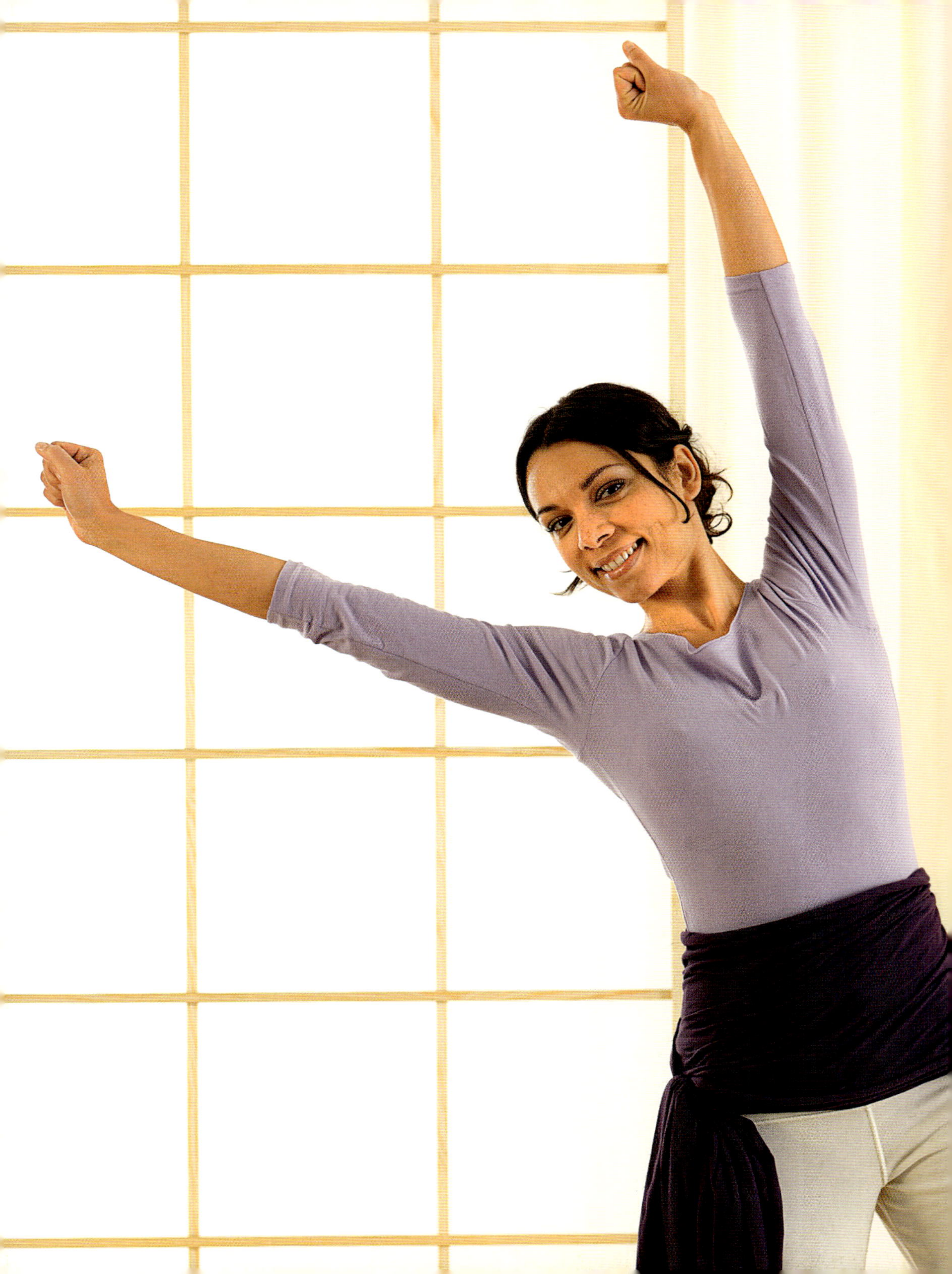

Energieblockaden lösen mit der Osteopathie

Wo genau kommt die Energie her, die den Menschen antreibt? Sie entsteht in den Mitochondrien, den Kraftwerken der Körperzelle, würden die meisten Schulmediziner sagen. Doch für ein optimales Energieniveau ist vor allem entscheidend, dass alle Zellsysteme unseres Körpers perfekt zusammenarbeiten.

Was sind Energieblockaden?

Eine optimale Zusammenarbeit aller Zellsysteme des Körpers ist leider häufig nicht der Fall – und dafür gibt es vielerlei Ursachen. In erster Linie sind Blockaden im Körper dafür verantwortlich. Die Osteopathie kann wirkungsvoll dabei helfen, diese Blockaden aufzulösen, damit die Energie wieder frei fließen kann.

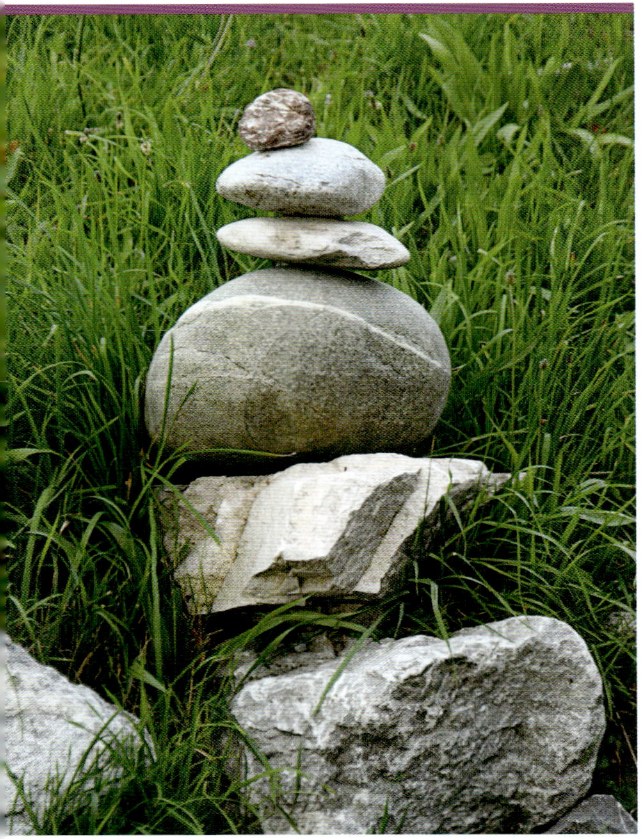

Eines baut auf dem anderen auf: Nur bei guter Kooperation kann das gesamte System funktionieren.

Auf keinen Fall darf man Energieblockaden auf rein mechanische Phänomene reduzieren. Es hat immer einen Grund, dass ein Meridian, eine Faszie oder ein Diaphragma eine Störung aufweist. Wir konzentrieren uns hier auf Blockaden, die Sie selbst lösen können.

Leider kann man die Ursachen für Energieblockaden oder Befindlichkeitsstörungen mit den heutigen medizinischen Diagnoseverfahren noch nicht herauszufinden. Wir wissen aus unserer langjährigen Erfahrung mit Patienten: Sehr viele Erkrankungen basieren auf blockierten Energieabläufen im Körper. Gerade in den diaphragmalen Bereichen und in den Meridianen liegen sehr häufig Störungen vor. Behandelt man diese Blockaden, hilft sich der menschliche Körper oftmals selbst und regelt die eigenen Probleme neu und dynamisch – das Phänomen der Selbstheilung greift.

Qigong und Osteopathie – ein gutes Paar

Auf den ersten Blick verbindet das chinesische Qigong und die aus den USA stammende Osteopathie nur wenig miteinander. Doch verlief die Entwicklung der Osteopathie ähnlich wie die des Qigong: Erfolgreich behandelte Patienten waren und sind noch heute dankbare Multiplikatoren beider Verfahren.

Was plagt die Menschen unserer Zeit am meisten? Sie sind gefordert, ständig Leistung zu bringen, oft Höchstleistungen – und das bedarf einer enormen Energie. Viele Menschen gehen mit ihrer Energie um, als besäßen sie Quellen, die nie versiegen. Leider ein fataler Fehler: Unsere Energie ist begrenzt, ein knappes Gut.

UNSER RAT

Unser Konzept ist so aufgebaut, dass Sie sich energetisch selbst therapieren können. Sollten Sie jedoch das Gefühl haben, nicht so recht voranzukommen, sollten Sie unbedingt einen Arzt aufsuchen, dem Sie Ihre Beschwerden schildern und der Sie daraufhin genau untersucht.

Die Philosophie als Fundament

Medizinische Verfahren, die sich über Jahrtausende behaupten konnten, müssen auf einem festen Fundament stehen. Fast immer sind sie mit einer soliden Philosophie untermauert. Qigong und die Osteopathie haben solide Fundamente. Sie konnten zahlreiche Trends in der Medizinszene überleben, weil sie sich inhaltlich immer schon mit dem beschäftigten, was heute ein zentrales Problem der Menschen darstellt: mit der menschlichen Energie. Allein das scheint beiden Verfahren Flügel zu verleihen und bietet eine großartige Perspektive.

Die Selbstheilungskräfte aktivieren

Wenn die menschliche Energie ein zentrales Ziel beider Verfahren ist, wo liegt dann der gemeinsame Ansatz, um dieses Ziel zu erreichen? Sowohl Qigong als auch die Osteopathie können eine der wichtigsten Kräfte des Menschen aktivieren, eine Kraft, die sein Überleben sichert: die Selbstheilungskraft. Wir möchten Sie mit wirkungsvollen Übungen vertraut machen, die diese Kraft mobilisieren. Leben, das wurde schon deutlich, äußert sich in Bewegung. Kommt irgendein System in unserem Körper zum Stillstand, ist dies meist gleichbedeutend mit Tod. Alles, was Sie in der Osteopathie und dem Qigong für sich anwenden, zielt darauf ab, Bewegungsprozesse im Körper, aber auch im Geist und in Ihrer Seele zu dynamisieren.
Die Medizin des 21. Jahrhunderts hat neue Wege beschritten. Manche führen zu unnatürlichen Abläufen im Körper, sie verändern sie und entziehen sie zum Teil der Selbstkontrolle des Körpers. Beispielsweise versteht sich die heutige Anti-Aging-Medizin in vielen Bereichen als eine Substitutionsmedizin.

»Der goldene Weg«

Den goldenen Mittelweg hinsichtlich der Substitution zu finden ist nicht ganz leicht. Man macht sich die Sache aber sicherlich zu einfach, wenn man glaubt, man müsse den Körper einfach nur mit dem auffüllen, was ihm gerade fehlt. In diesem Fall wird allzu schnell das verursachende Problem übersehen.
Wenn es in unserem Leben nicht mehr so rund läuft wie vielleicht vor Jahren noch, wenn die Lebensenergie deutlich nachlässt, finden sich bei genauerer Diagnose häufig Energieblockaden. Sie sind es, die den Schwung und die Freude im Leben mindern. Sie können aber auch Krankheiten auslösen. Deshalb ist es immer wieder sinnvoll, jene Zonen zu behandeln, in denen Energieblockaden am häufigsten auftreten: oberer Brustkorb, Zwerchfell, Dünndarm und Beckenboden.

Lymphsystem und venöses System

Besonders gefährdet und anfällig für Störungen sind die Gefäße des Niederdrucksystems – also des Lymphsystems und des venösen Systems. Das hat seine Ursache u. a. darin, dass im arteriellen System hohe Drücke vorherrschen – durchschnittlich 120 mmHg (Millimeter Quecksilbersäule) –, im Lymphgefäß- und Venengefäßsystem jedoch nur Werte von bis zu 6 mmHg.

Der Brustkorb ist ein kompliziertes Gebilde aus Knochen, Muskeln, Faszien, Ligamenten, Gefäßen und Nerven. Die Knochen geben diesem Körperteil seine typische Form, die an zwei umgedrehte Körbe erinnert.
Die Zwischenräume zwischen den Rippen, der Brustwirbelsäule, den beiden Schlüsselbeinen und dem Brustbein werden durch Faszien wie etwa Häute oder das sogenannte Rippenfell, durch Ligamente – Bandstrukturen, die ähnlich fest sind wie Sehnen (siehe auch S. 27) – und durch eine Vielzahl von Muskeln ausgekleidet. Darüber hinaus gibt es Strukturen, die für unsere Dynamik bedeutsam sind: die Gefäße des lymphatischen, des venösen und des arteriellen Systems. Sie müssen sich durch die Faszien und Ligamente durchzwängen und sich um die Muskeln herumschlängeln. Jede Art von psychischer oder physischer Anspannung kann deshalb rasch negative Auswirkungen auf das Niederdrucksystem haben.

Das Problem Sitzen

Die meisten Menschen arbeiten heute in sitzender Haltung. Dabei gewöhnen sie sich häufig Fehlhaltungen an: Rundrücken, nach vorne gezogene Schultern, Kinn nach vorne geschoben und Kopf leicht nach hinten geneigt. Den Muskeln fehlt die Bewegung. Sie produzieren andauernde Haltemuster in unterschiedlichen Ausgangslagen. Eine Muskelpartie wird statisch in einer Verkürzung gehalten, eine andere in einer Überstreckung. Die Folgen äußern sich in muskulärem Hartspann, der oft in eine Schonhaltung übergeht – und meist in Schmerzen endet. Die Schmerzen verhindern dann, dass der Betroffene die Schonhaltung aufgibt. Der Teufelskreis beginnt.

All dies erhöht die Grundspannung der Faszien, Ligamente und Muskeln mit dem Ergebnis, dass sich die Zirkulation des lymphatischen und venösen Systems verschlechtert. Die Folgen: Drosselung der Mikrozirkulation zwischen den Zellen, auch der Nervenzellen, Verschlechterung der Stoffwechselsituation, Abnahme der Energieerzeugung und des energetischen Flusses im Körper.

Wie kommt es zu dieser Blockade?

Schultern und Halswirbelsäule stellen Gelenkeinheiten mit außergewöhnlich umfangreichem Bewegungsausmaß dar. Kein Gelenk ist im dreidimensionalen Raum besser zu bewegen als das Schultergelenk, kein Abschnitt der Wirbelsäule lässt sich mehr drehen, vor- und zurückbeugen als die Halswirbelsäule. Und ausgerechnet diese Zonen lassen wir verkümmern, weil wir sie viel zu wenig bewegen.

Vielen Menschen wurde durch neuste technische Entwicklungen die alltägliche Bewegung genommen bzw. deutlich reduziert. Sämtliche Systeme befinden sich im Dauereinsatz – auf Hochtouren –, aber haben sie dafür auch die notwendige Energie?

Wie spüren Sie diese Blockade?

Sind Sie in Ihrer Schulter- und Nackenregion häufig verspannt? Können Sie manchmal Ihren Kopf nicht vollständig drehen? Spüren Sie manchmal ein Druckgefühl im Kopf, aufsteigend vom Nacken? Verspüren Sie manchmal eine Engegefühl im Hals-Nacken-Bereich? Alle diese Missempfindungen können neben vielen anderen in dieser Region Hinweise auf eine Blockade sein.

Welche Rolle spielt die Blockade für den Körper?

Der obere Brustkorb ist einer der ganz großen »Energiebahnhöfe«, in dem die Energiebahnen aus dem ganzen Körper zusammenlaufen. Für die Osteopathie spielt er deshalb eine so große Rolle, weil in dieser Region u. a. darüber entschieden wird, wie gut das »Körperabwassersystem« funktioniert. Hier mündet das komplette Lymphgefäßsystem in das venöse System ein. In den Bereich des linken oberen Brustkorbs münden über 80 Prozent der Lymphflüssigkeit, in den rechten etwa 20 Prozent. Eine kleine Störung der Muskeln der vorderen Halsseite oder der Faszien kann zum schleichenden Problem für den ganzen Körper werden. Denn jede Zelle des Körpers produziert Abfallstoffe, die über das venöse, aber ganz besonders über das Lymphsystem entsorgt werden müssen.

Ist der Fluss jedoch in die eine Richtung oder sogar in mehrere gestört, dann ist auch der ungehinderte Austausch von Nährstoffen gefährdet und andere wichtige körperinterne Informationen werden nicht weitergeleitet.

Übung für den oberen Brustkorb

Damit in Ihrem »Energiebahnhof« das Signal stets auf freie Fahrt steht, sollten Sie anfangs einmal pro Woche die folgende Übung machen; später, wenn sich alles besser im Fluss befindet, mindestens einmal pro Monat. Auf diese Weise wird der Effekt aller Qigong-Übungen energetisch garantiert unterstützt.

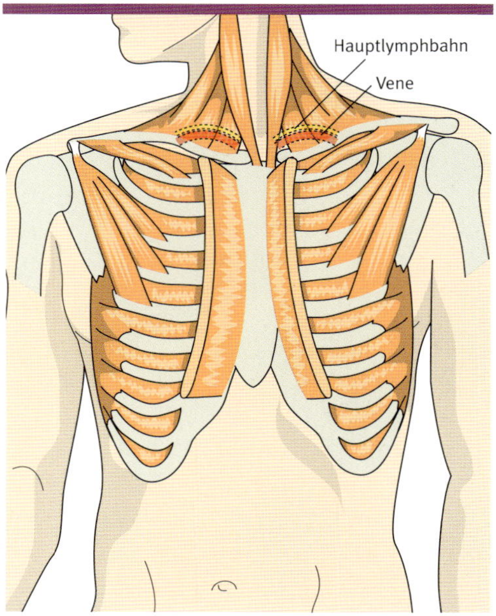

Der Bereich des oberen Brustkorbs besteht u. a. aus Knochen, Muskeln, Faszien und Ligamenten.

»Keep your fingers crossed«

1 Legen Sie sich bequem auf den Rücken. Zuerst behandeln wir die linke Seite des Brustkorbs.

2 Legen Sie den Zeigefinger der rechten Hand auf den Mittelfinger der rechten Hand, als ob Sie jemandem Glück wünschten (»keep your fingers crossed«).

3 Damit Sie die richtige Stelle sicher finden, streichen Sie nun mit dieser Fingerhaltung an der linken Halsseite nach unten, bis Sie Kontakt zum Schlüsselbein haben.

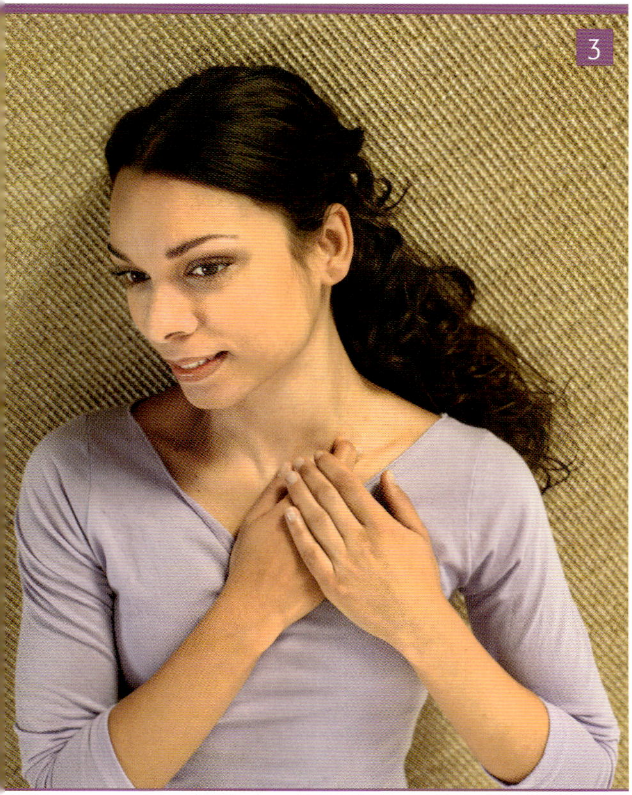

Die Weichteile unter Ihrem rechten Zeige- und Mittelfinger bekommen dabei eine leichte Spannung, die Sie durch eine kleine Rechtsdrehung und seitliche Neigung des Kopfes erhöhen können. Der rechte Mittelfinger befindet sich etwas hinter dem Schlüsselbein und wird nun mit den Fingerspitzen der linken Hand nach unten und etwa 45 Grad seitlich nach links gezogen.

4 Dabei nimmt die Spannung unter dem Mittelfinger nochmals ein wenig zu. Halten Sie diese leichte Spannung und atmen Sie mindestens 7-mal langsam in den oberen linken Brustkorb hinein.

5 Daran anschließend folgt die Übung für den rechten oberen Brustkorb in gleicher Weise: Der linke Zeigefinger doppelt den Mittelfinger, dieser streicht die rechte vordere Halsseite aus, bis Kontakt zum hinteren Anteil des Schlüsselbeins erreicht ist. Die rechte Hand führt über die Fingerspitzen wieder einen gleichmäßigen Zug nach rechts unten seitlich aus. Diese Position halten Sie für sieben Atemzüge.

6 Entspannen Sie sich zum Abschluss der Übung.

Mit »Keep your fingers crossed« haben Sie eine der wichtigsten Übungen gemacht, die Ihrem lymphatischen System richtig guttut. Nehmen Sie sich nun noch ein wenig Zeit für unsere Brokatübungen Nr. 7 und 8 (siehe S. 101 ff. und 105 ff.). Beide verstärken den Energiefluss im oberen Brustkorb und verbessern die Wirkung der osteopathischen Übung.

Blockaden lösen im Zwerchfell

Das Zwerchfell bildet die Grenze zwischen den beiden Lungenflügeln und den Bauchorganen. Dieses Organ bewegen wir ständig, im Durchschnitt 12- bis 16-mal pro Minute – d.h. über 17 000-mal pro Tag. Deshalb muss das Zwerchfell perfekt verankert sein, damit es den jahrzehntelangen Anforderungen gerecht werden kann.

Im hinteren Bauchraum ist es an der Lendenwirbelsäule fixiert, seitlich an den Rippen und vorne auch am Brustbein. Es wird aus längs und quer verlaufenden Muskeln und Bindegewebsplatten gebildet.

Die optimale Form und die beste Funktion hat das Zwerchfell, wenn es die Form zweier Kuppeln eines Doms annimmt. Durch diese gewölbte Form ist ein großer Bewegungsspielraum möglich, wenn sich die Zwerchfellmuskeln zusammenziehen. Dadurch tritt das Zwerchfell nach unten, in der Lunge entsteht ein Unterdruck, und die Luft kann in die Lunge strömen.

Das besondere Zwerchfellproblem

Selbstverständlich unterliegen alle Organe in unserem Bauch der Schwerkraft. Alles orientiert sich zum Erdmittelpunkt hin, der Apfel, der vom Baum fällt, ebenso wie die Leber in unserem Bauch. Damit die Leber und die anderen Bauchorgane, wenn wir stehen oder sitzen, nicht in das kleine Becken drängen oder uns beim Kopfstand die Lunge quetschen können, sind sie mit Bändern – Ligamenten – im Bauchraum fixiert.

Und genau das ist das Problem des Zwerchfells, denn an ihm hängen die Leber, der Dickdarm, die Milz, zu einem Teil der Magen, die Nieren und die Bauchspeicheldrüse. Eine große Last. Diese macht es erforderlich, auch das Zwerchfell gegen zu viel Zug nach unten abzusichern. Dies funktioniert zum großen Teil über die Bandstrukturen, die zwischen den beiden Lungenflügeln verlaufen, am oberen Brustkorb fixiert sind und damit die Verbindung zu diesem Diaphragma herstellen. Im Zwerchfell befinden

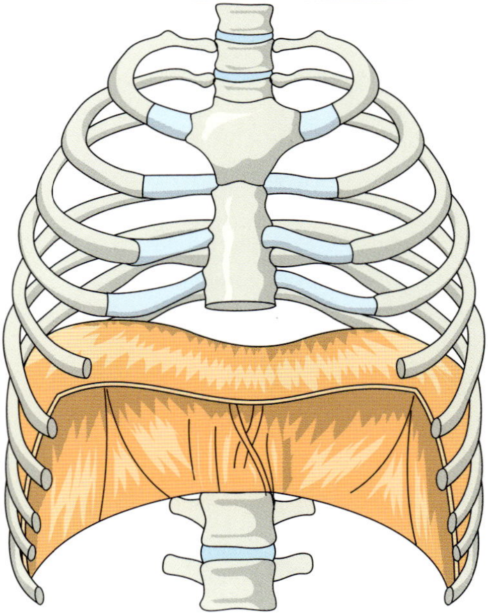

Als »Doppelkuppel« hat das Zwerchfell die optimale – gewölbte – Form und die beste Funktion.

Atmung und Psyche

Unsere psychische Verfassung beeinflusst letztlich auch unsere Atmung. Depressive Menschen haben des Öfteren das Gefühl des »Lufthungers«. Der Stoßseufzer zeigt uns, dass unsere innere Verspannung auch das Zwerchfell erfasst hat, und wir spüren das tiefe Bedürfnis, wieder richtig durchzuatmen.

sich Öffnungen, durch die Speiseröhre, Muskeln, Nerven und die Gefäße verlaufen. Diese Öffnungen sind so eng wie möglich angelegt, was sie natürlich zu Schwachstellen macht. In der Tat gibt es an diesen Stellen auch häufiger Brüche, ähnlich dem allseits bekannten Leistenbruch.

Was kann alles blockieren?

Statistisch gesehen haben 70 Prozent aller Erwachsenen einmal pro Jahr Rückenschmerzen, häufig im Bereich der Lendenwirbelsäule. Schmerzen verändern immer den Muskeltonus, sie erhöhen die Grundspannung des Zwerchfells. Treten die Schmerzen nur vorübergehend auf, werden wir die Auswirkungen auf unsere Atmung kaum spüren. Das Problem würde sich erst bei einer Hochleistung bemerkbar machen – dann ginge uns schnell die Luft aus.

Hat das Zwerchfell einen konstant erhöhten Tonus, werden die Durchtrittsstellen am Zwerchfell enger, und der Rückfluss aus den venösen und lymphatischen Gefäßen wird behindert. Dies wirkt sich rasch und nachhaltig auf alle Gefäße des Bauchraums und die Beine aus. Wir verdauen Speisen nicht mehr so leicht wie noch vor Kurzem, die Beine werden schwerer und abends dicker, auch die Lust auf Sex schwindet.

Wie kommt es zu dieser Blockade?

Alle Organe, die Kontakt zum Zwerchfell haben, können eigene Störungen übertragen. Die Organe im Bauchraum weisen leider in unserer Bevölkerung bei 80 bis 90 Prozent der Erwachsenen erhebliche Störungen auf. Ob die Organe nun größer – wie z. B. bei der Fettleber – oder schwerer – wie z. B. bei einem Dickdarm, der nur alle zwei bis drei Tage entleert wird – werden, sie alle ziehen und zerren am Zwerchfell.

Ein anderes Beispiel sind Blähungen. Diese erzeugen eine Druckerhöhung im Bauchraum. Das Zwerchfell muss gegen einen höheren Druckwiderstand arbeiten, was langfristig die Sauerstoffaufnahme reduziert.

Wie spüren Sie diese Blockade?

Viele Menschen haben häufig das Gefühl, dass ihnen immer ein bisschen Luft fehlt – so, als ob ein eiserner Ring oder ein zu enger Gürtel den unteren Brustkorbbereich einschnüren würde.

Welche Rolle spielt die Blockade für den Körper?

Da das Zwerchfell den Körper in zwei Hälften teilt, wirkt sich eine Störung immer auf den ganzen Körper aus. Ein gestörter Abfluss aus der unteren Körperhälfte hat negative Folgen für alle Bauchorgane. Dabei müssen wir uns bewusst machen, dass dies auch unser Energieorgan Nummer eins betrifft – den Dünndarm (siehe S. 16 ff.). Ein gestörter Abfluss der Lymphe ist für den Dünndarm langfristig gleichbedeutend mit Verdauungsstörung und Energieverlust.

Übung für das Zwerchfell

Alle unsere Bestrebungen müssen darauf abzielen, immer über genügend Energie zu verfügen. Gerade deshalb ist es so wichtig, das Zwerchfell vor Blockaden zu bewahren. Zum einen ist das Zwerchfell unser wichtigster Atemmuskel und damit für eine ökonomische Atmung hauptverantwortlich, zum anderen benötigt es selbst für seine Tätigkeit Energie, die nur dann ankommt, wenn in ihm keine Blockaden vorhanden sind.

Das Zwerchfell osteopathisch behandeln

1 Legen Sie sich bequem auf den Rücken und winkeln Sie die Beine an. Die Füße ruhen auf dem Boden.

2 Legen Sie die Fingerspitzen beider Hände handbreit auseinander parallel unterhalb des Rippenbogens auf den Oberbauch. Erhöhen Sie nun den Druck in Richtung Magengrube und achten Sie darauf, dass Ihre Zeigefinger den unteren Rippenrand berühren.

3 Führen Sie Ihre Fingerspitzen weiter unter dem Rippenbogen in die Tiefe, bis Sie eine Gegenspannung fühlen. Ziehen Sie dann leicht die Finger der rechten Hand nach rechts, die der linken Hand nach links. Stellen Sie sich vor, Sie würden das Zwerchfell nach oben und zur Seite ziehen. Beim Einatmen drücken Sie gegen das Ihnen entgegenkommende Zwerchfell, beim Ausatmen folgen Sie ihm nach oben und halten den Druck bis zum nächsten Atemzyklus. Führen Sie diese Übung mindestens fünf Atemzyklen lang durch.

4 Atmen Sie anschließend 5-mal tief aus und ein.

Sie haben für Ihr Energiesystem eine großartige Leistung vollbracht und werden sich auch in den nächsten Minuten leichter und wohler fühlen. Wollen Sie diesen Effekt noch steigern, schließen Sie die 5. Brokatübung (siehe S. 93 ff.) an.

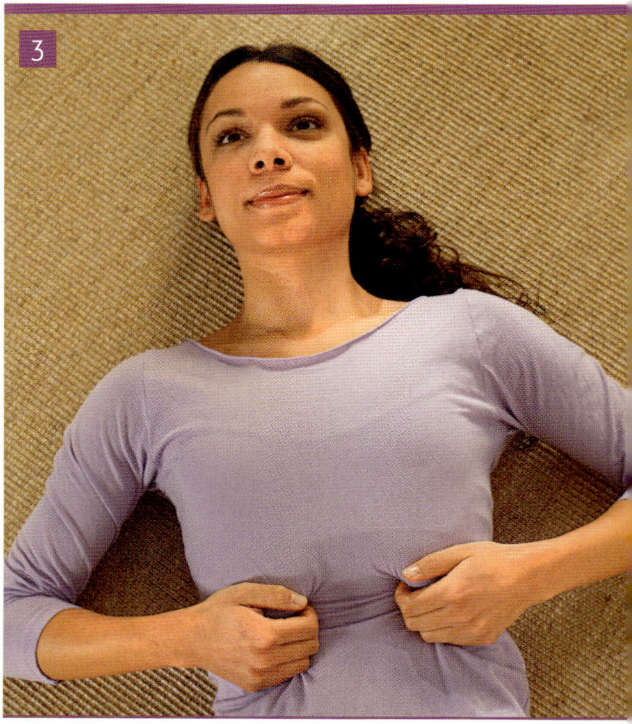

Blockaden lösen im Dünndarm

Der Dünndarm liegt im Mittelpunkt unseres Körpers und bildet das Zentrum unserer Energieentstehung. Der Dünndarm ist zwar kein Diaphragma, aber das Organ, das von Störungen der Diaphragmen am stärksten irritiert wird, da kein anderes Organ von einem derart umfangreichen Lymphsystem umgeben ist wie er. Geübte Osteopathen können seine lymphatische Situation sehr genau diagnostizieren.
Wir möchten auch, dass der Dünndarm mehr ins Zentrum Ihres Bewusstseins tritt – als das Energieorgan Nummer eins.

Was kann alles blockieren?

Blockaden des Dünndarms treten am häufigsten im Darmlumen auf, dort, wo die eigentlichen Verdauungsprozesse ablaufen. Der zweite Ort für Blockaden sind die Dünndarmgefäße. Sie müssen alle Stoffe abtransportieren, die der Dünndarm aufnimmt. Sind dann noch Schadstoffe darin enthalten, reizen sie die Gefäße, Entzündungen und Schwellungen sind die Folge.

Wie kommt es zu dieser Blockade?

Störungen im Dünndarm treten am häufigsten bei der Fehlverdauung von Eiweiß und Zucker (Kohlenhydrate) auf. Essen Sie pro Tag mehr als 60 Gramm reines Eiweiß, kann Ihr Dünndarm das nicht aufnehmen – es bleibt im Darm. Eiweiß in feuchter Wärme beginnt zu verwesen. Dabei entstehen Giftstoffe, die den Dünndarm reizen und langfristig entzünden. Zu viel Eiweiß ist also ungesund. Roh gegessene Kohlenhydrate sind sehr gesund. Was aber, wenn Sie zu viel davon essen oder so schlecht kauen, dass die Kohlenhydrate vom Dünndarm nicht restlos aufgenommen werden können? Rohkost mit ein bisschen Zucker, in Wärme gelagert, fängt rasch an zu gären. Als Produkt entsteht Alkohol – leider meist Fuselalkohol, da der Gärungsprozess nicht ohne Luft abläuft. Das ist absolut gesundheitsschädlich. Sie können sich vorstellen, dass Fuselalkohol die zarten Dünndarmwände massiv reizt, ebenso wie das venöse System, in dem er in Richtung Leber abtransportiert wird.

Wie spüren Sie diese Blockade?

Zu den ersten Symptomen gehören häufige Blähungen, ein Völlegefühl und das Gefühl innerer Schwere. Ihre Dynamik, die Lust, sich zu bewegen, lassen nach. Erst später folgen Unverträglichkeiten von Speisen, mit denen Sie früher keine Probleme hatten; auch können Unsicherheitsgefühle und Schwindelzustände auftreten. Eine sehr zuverlässige Information liefert der Stuhlgang. Im Anfangsstadium ist der erste Teil fest bis hart und wird zum Ende hin immer dünner und weicher. In der weiteren Entwicklung wird der Stuhlgang immer weicher und breiiger. Ein klares Zeichen, dass Sie nicht mehr alle Energie aus Ihrer Nahrung herausfiltern können.

Übung für den Dünndarm

Unter allen Übungen, die Sie in Ihr Programm aufnehmen, gehört die Dünndarmübung mit zu den wichtigsten. Sie fördern damit die beste Energiequelle Ihres Körpers.

Den Dünndarm osteopathisch behandeln

1 Legen Sie sich bequem auf den Rücken und winkeln Sie die Beine an. Die Füße ruhen auf dem Boden.

2 Lassen Sie die linke Handkante drei Querfinger seitlich und unterhalb des Nabels in die Tiefe des linken Bauchraums gleiten. Die Hand bleibt senkrecht zum Bauch.

3 Legen Sie nun die rechte Hand auf die linke und üben Sie mit der rechten Hand einen leichten Zug in Richtung rechte Schulter aus. Auf keinen Fall darf dabei Schmerz entstehen. Halten Sie diesen leichten Zug etwa 30 Sekunden und erhöhen Sie ihn dann ein wenig. Bleiben Sie jedoch stets in der schmerzfreien Zone.

4 Steigern Sie diese Vorgehensweise etwa 5- bis 8-mal. Atmen Sie anschließend mehrmals entspannt in den Bauchraum ein und verweilen Sie noch ein paar Minuten in der Rückenlage.

Um die Dünndarmfunktion weiter zu stimulieren und diese osteopathische Übung noch zu unterstützen, empfehlen wir zusätzlich die 6. Brokatübung (siehe S. 97 ff.).

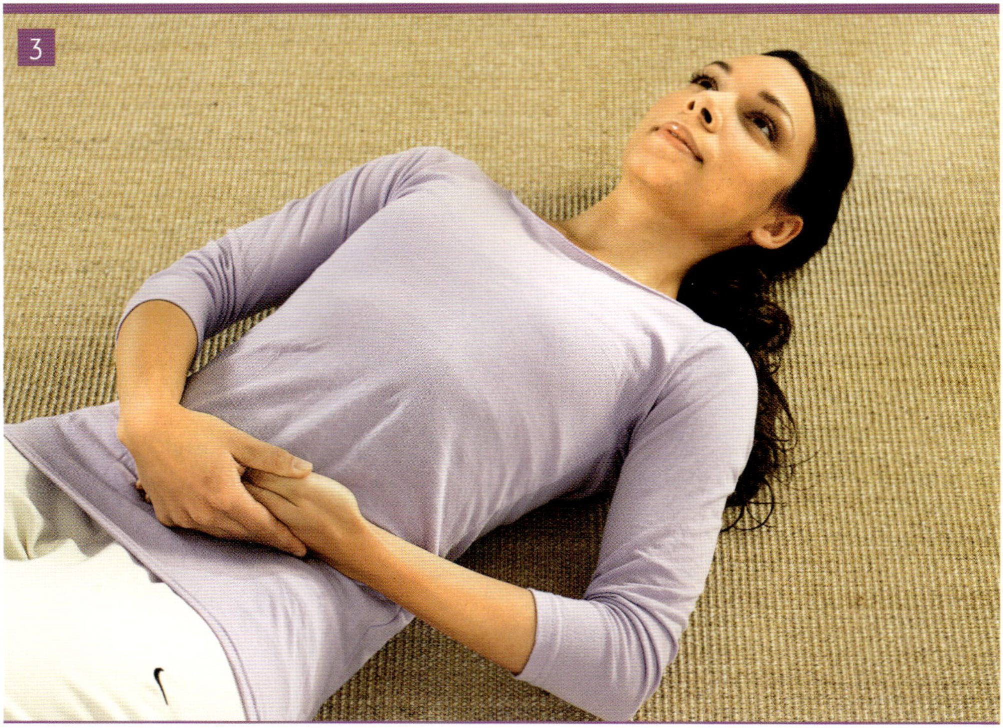

Das Tuning des Energiezentrums

Damit Ihnen immer reichlich Energie zur Verfügung steht, geben wir Ihnen hier noch ein paar Energie-Tuning-Tipps mit an die Hand. Sie gehen auf Frank Chapman zurück, einen Osteopathen der ersten Stunde. Er entdeckte zahlreiche bis dahin unbekannte Schmerzpunkte, über die Organe behandelt werden können. Seine Dünndarmpunkte sind leicht zu finden und außerordentlich effektiv auch selbst zu behandeln.

Die Dünndarm-Therapiepunkte nach Chapman

Ertasten Sie mit den Fingerkuppen der Finger 2 bis 5 den unteren Rippenbogen vorne an Ihrem Bauch. Fahren Sie dann mit den Fingern über die unterste Rippe und tasten Sie mit den Fingerkuppen in einen Zwischenraum, der Ihnen weich erscheint. In diesem Zwischenrippenraum führen Sie nun die Fingerkuppe Ihres Zeigefingers zur Mitte hin, bis Sie wieder auf knöchernen Widerstand stoßen. In dieser Zone suchen Sie nun einen schmerzhaften Punkt beiderseitig.
Von diesem Zwischenrippenraum rutschen Sie anschließend in den nächst höheren und prüfen erneut auf Schmerzhaftigkeit. Schon jetzt analysieren Sie, welcher der Punkte links und rechts schmerzhafter ist. Gehen Sie dann noch einen Zwischenraum höher und überprüfen Sie diesen mit derselben Technik. Die Diagnose ist beendet, wenn Sie links und rechts jeweils drei Punkte auf Schmerzempfindlichkeit hin untersucht haben.

Die Chapman-Punkte osteopathisch behandeln

1 Beginnen Sie mit der Behandlung des schmerzhaftesten Punkts; anschließend behandeln Sie die weniger schmerzhaften Punkte.

2 Drücken Sie den schmerzhaften Punkt mindestens 30 Sekunden lang fest. Die

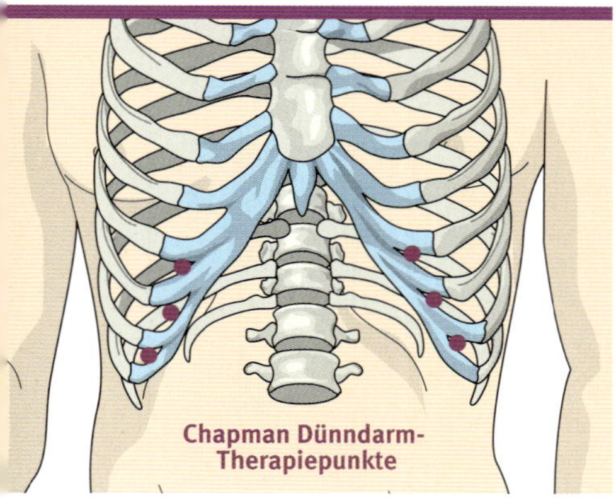

Dünndarm-Therapiepunkte am unteren Brustkorb

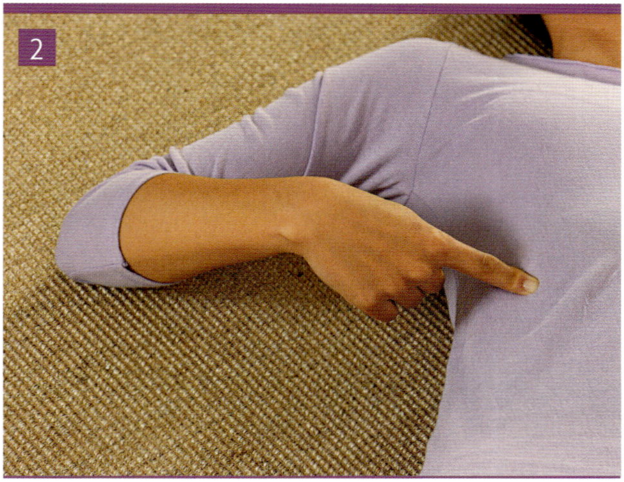

beste Wirkung erzielen Sie, wenn Sie sich vorstellen, Sie müssten aus dem Punkt Wasser herausquetschen und würden dies mit leichter Rotation nach links und rechts durchführen.

Die Reparatur des Tores der Harmonie

Leider kann die Harmonie unseres Verdauungssystems auf vielerlei Weise gestört werden. Die beste Therapie ist sicherlich eine bewusste Ernährung. Deshalb lesen Sie sich unser kurzes Ernährungskapitel (siehe S. 30 ff.) bitte genau durch. Es kann Ihnen helfen, das Tor zur Harmonie zu reparieren – und das ist bei den meisten sich modern ernährenden Menschen reparaturbedürftig.

Unser Darmsystem ist so konstruiert, dass Dünndarm und Dickdarm durch eine Klappe, die sogenannte Bauhin-Klappe, voneinander getrennt sind. Dies ist deswegen sinnvoll, da Dünn- und Dickdarm völlig unterschiedliche Funktionen haben. Sie würden wahrscheinlich einen Uhrmacher auch nicht im selben Raum wie einen Hufschmied arbeiten lassen, sondern den beiden wichtigen Handwerkern zwei separate Räume zur Verfügung stellen, die eine dichte Tür trennt. Genau so ist das auch von der Natur vorgesehen.

Doch bei den meisten Menschen schließt diese Tür nicht mehr richtig. Und vergleichbar mit dem Staub und Ruß des Hufschmieds, mit dem sich der Uhrmacher auseinandersetzen muss, wird der Dünndarm in seiner Funktion gestört, wenn aus dem Dickdarm Bakterien, die dort normal sind, in den Dünndarm aufsteigen. Die Schleuse zwischen beiden Räumen muss funktionieren.

Der Dünndarm stellt für die meisten Bakterien ein wahres Schlaraffenland dar. Nährstoffe, die der Dünndarm aus dem Speisebrei für den Körper resorbieren soll, sind hier in Hülle und Fülle vorhanden. Im Dickdarm kommen diese bei normaler Nährstoffaufnahme nicht mehr an.

Was kann alles blockieren?

Es sind immer zwei Dinge, die blockieren können und die meist untrennbar miteinander verbunden sind: die Struktur und die Funktion. Was passiert beispielsweise bei einer »Sommer-Durchfallgrippe«? Sie haben eine Süßspeise nicht in den Kühlschrank gestellt. Die Keime vermehren sich rasch. Sie naschen, nichts ahnend. Wenige Stunden später meldet sich das System mit einem massiven Durchfall. Ihren Bauch darf man fast nicht berühren, der ganze Darm ist entzündet. Die Struktur leidet. Doch die Funktion leidet leider auch. Wenn sich auch der Übergang Dünndarm-Dickdarm

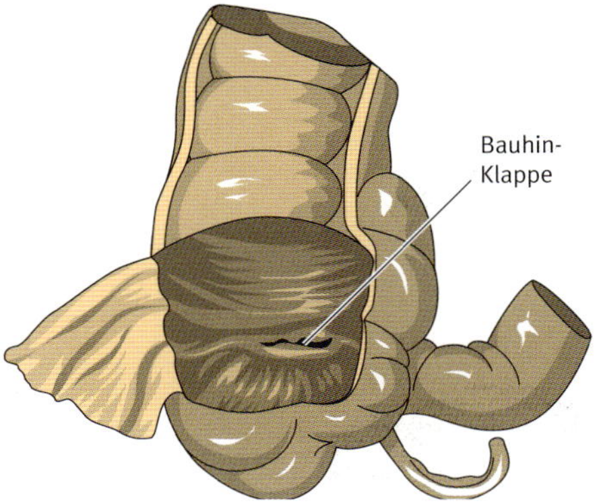

Die sogenannte Bauhin-Klappe bildet den Übergang vom Dünndarm zum Dickdarm.

entzündet, wird die Schleuse zwischen den beiden Darmabschnitten undicht. Das kennen Sie von einem Schifffahrtskanal. Eine defekte Schleuse kann ein ganzes Kanalsystem gefährden. Nicht anders geht es unserem Darm.

Wie kommt es zu dieser Blockade?

Besonders spürbar sind die Probleme, wenn sie sich mit großer Vehemenz entladen, wie beim Durchfall. Viel häufiger aber entwickeln sich Probleme schleichend, und wir arrangieren uns irgendwie damit. Dies ist z. B. bei Verstopfung und Blähungen der Fall. Beide können die Funktion der wichtigen Schleuse zwischen Dünn- und Dickdarm stören. Blähungen öffnen das Tor, Verstopfungen lassen es erst gar nicht schließen.

Wie spüren Sie diese Blockade?

Leider existieren keine sicheren, eindeutigen Zeichen für eine Blockade der Schleuse zwischen Dünndarm und Dickdarm. Der Osteopath kann sie auch nur über indirekte Untersuchungszeichen diagnostizieren. Der Internist kann die Schließfähigkeit bei einer Darmspiegelung beobachten. Sie selbst können diese Blockade erst dann spüren, wenn sie schon zu einer Funktionsstörung des Dünndarms geführt hat. Diese macht sich am ehesten durch Abgeschlagenheit, rasche Ermüdbarkeit und Tagesschläfrigkeit bemerkbar.

Welche Rolle spielt die Blockade für den Körper?

Hat der Dünndarm ein Problem, hat der ganze Mensch ein Problem! Das beschränkt sich jedoch nicht nur auf unser Verdauungsorgan. Allzu oft wird vergessen, dass 80 Prozent unserer gesamten Abwehrleistung im und um den Dünndarm herum erzeugt werden. So werden in der Darmflora Vitamine und Immunglobuline gebildet, die den Körper unterstützen. Widmen Sie dem »Tuning« dieses Organs also täglich einige wenige Minuten.

Übung für das Tor der Harmonie

Zum »Tuning« des Darms gehört auch die Therapie der Klappe zwischen Dünn- und Dickdarm. Erst wenn dieses Tor jeden Tag optimal funktioniert, entwickelt sich eine Harmonie im Verdauungstrakt.

Das Tor der Harmonie osteopathisch behandeln

1 Legen Sie sich bequem auf den Rücken und winkeln Sie das rechte Bein an. Das linke kann entspannt ausgestreckt bleiben.

2 Lassen Sie die rechte Handkante drei Querfinger seitlich und drei Querfinger unterhalb des Nabels in die Tiefe des rechten Bauchraums gleiten. Die rechte Hand bleibt dabei senkrecht zur Bauchdecke. Die linke legen Sie auf die rechte.

3 Üben Sie einen leichten Zug mit beiden Händen in Richtung rechte Schulter aus. Auf keinen Fall darf es wehtun. Halten Sie diesen leichten Zug etwa 30 Sekunden lang. Erhöhen Sie dann den Zug zur rechten Schulter ein wenig und halten Sie ihn nochmals etwa 30 Sekunden. Bleiben Sie dabei immer in der schmerzfreien Zone.

4 Führen Sie die Übung anschließend ein drittes Mal mit einem nochmals ganz leicht erhöhten Zug durch.

5 Atmen Sie abschließend mehrmals entspannt in den Bauchraum ein und verweilen Sie noch ein paar Minuten in der Rückenlage.

Um die Bauhin-Klappe, den Übergangsbereich zwischern Dünndarm und Dickdarm, weiter zu stimulieren und diese osteopathische Übung noch zu unterstützen, empfehlen wir zusätzlich die 3. Brokatübung (siehe S. 87 ff.). Sie unterstützen damit nachhaltig die Organe Magen und Milz.

3

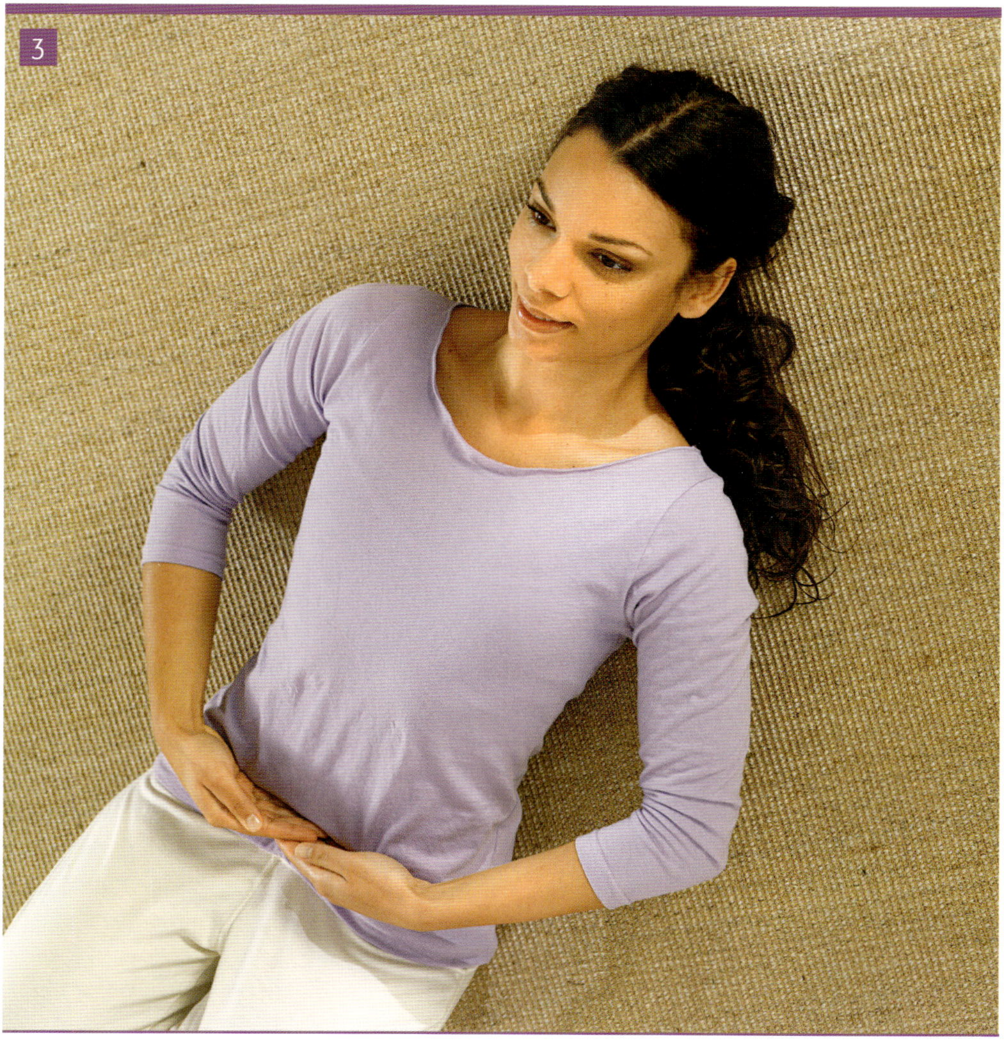

Blockaden lösen im Beckenboden

Wenn Sie Ihre Hände zu einer Schale formen, haben Sie ein Bild vor sich, das dem Beckenboden gleicht. Diese Schale dient dazu, den Bauchraum nach unten sicher abzuschließen. Dies ist die erste Aufgabe des Beckenbodens. Formen Sie mit den Händen nicht eine flache, sondern eine etwas steilere Schale, bildet sich bei Ihren kleinen Fingern ein Loch. Die zweite Aufgabe des Beckenbodens besteht darin, ein funktionierendes Schließ- und Öffnungssystem zu bilden. Dazu ist ein kompliziertes System aus Muskeln, Faszien und Bändern nötig.
Da der Beckenboden zum großen Teil aus Muskeln besteht, bleibt dieses System nur trainiert, wenn es viel bewegt wird. Dies ist bei der heutigen Bewegungsarmut jedoch meist nicht mehr der Fall. Hinzu kommt, dass die Grundspannung der Beckenbodenmuskeln Umwelteinflüssen unterliegt. Durch elektrophysiologische Untersuchungen konnte man nachweisen, dass Schmerz, Angst, Wut und Stress den Muskeltonus erhöhen, wohingegen positive Gefühle ihn reduzieren. Eine dauerhaft erhöhte Grundspannung vermindert die Blut- und Lymphzirkulation und damit langfristig auch die Regenerationsfähigkeit. Vordergründige Folgen sind Blasensenkung, Inkontinenz und Blasenentzündungen. Ein weit weniger beachtetes Problem entsteht dadurch, dass die Lymphgefäße und die venösen Blutgefäße, die von den Beinen in Richtung Herz verlaufen, diese Stelle der erhöhten Grundspannung passieren müssen. Mögliche Folgen davon können kalte Füße, abendliches Anschwellen der Beine, Schweregefühl in den Beinen sowie ein rascheres Ermüden der Beine sein.

Was kann alles blockieren?

Alles, auch unsere Organe, folgt der Schwerkraft. Da der bewegungsarme Mensch überwiegend sitzt oder steht, muss sich die Beckenbodenmuskulatur ohne Wechsel von Anspannung und Entspannung stundenlang einem Zug nach unten stellen.

Da die Beckenbodenmuskeln am Kreuzbein und Steißbein ansetzen, ziehen sie ständig an diesen knöchernen Strukturen und verändern deren Position. Die Osteopathen wissen: Wenn Knochen und Muskeln miteinander kämpfen, gewinnen die Knochen nie! Sie werden von den Muskeln in eine falsche Position gezogen und verursachen dadurch Schmerz.

Wie kommt es zu dieser Blockade?

Zu hohe innere Anspannung, Termindruck, nicht zur Toilette gehen können, wenn man den Drang verspürt, und Bewegungsmangel sind die häufigsten Blockadeförderer.

Wie spüren Sie diese Blockade?

Die erhöhte Anspannung der Beckenbodenmuskeln überträgt sich auf die Umgebung. Davon können alle Organe des kleinen Beckens betroffen sein, weil die Blutzirkulation abnimmt. Der Enddarm zeigt sich gereizt, die Reinigung des Afters nach dem Stuhlgang ist unangenehm bis schmerzhaft. Auch tief sitzende Schmerzen im Beckenbereich nach einer Darm- oder Blasenentleerung sowie nächtliche krampfartige Schmerzen im Unterleib weisen auf eine Blockade im Beckenbodenbereich hin.

Welche Rolle spielt die Blockade für den Körper?

Der Beckenboden beherbergt die beiden wichtigsten Schleusen des Körpers zur Außenwelt. Jede Art von Störung hat negative Folgen für die Innenwelt, sowohl körperlich als auch psychisch.

Übung für den Beckenboden

Sie müssen sich nicht mit den negativen Folgen einer Beckenbodenblockade abfinden.

Den Beckenboden osteopathisch behandeln

1 Legen Sie sich entspannt auf die linke Körperseite, Hüfte und Knie sind gebeugt.

2 Führen Sie die Spitzen von Zeige- bis Ringfinger der rechten Hand über den linken Gesäßmuskel in Richtung After. Auf diesem Weg spüren Sie 3 bis 4 Zentimeter vor dem After einen Knochen – den Sitzbeinhöcker. Über diesen lenken Sie Ihre drei Finger hinweg in die Tiefe. Dabei bleiben Sie in Kontakt zum Sitzbeinhöcker, Ihre Fingerspitzen üben etwas Druck in Richtung Bauch aus.

3 Atmen Sie tief ein, bis Sie das Gefühl haben, dass die Einatmung im Beckenboden ankommt und für Ihre Finger wahrnehmbar ist.

4 Halten Sie die Spannung und atmen Sie 5- bis 7-mal langsam und tief durch.

5 Entspannen Sie sich danach in Seiten- oder Rückenlage und wechseln Sie die Seite.

Zur Harmonisierung des Zusammenspiels von Zwerchfell und Beckenbodendiaphragma eignet sich die 5. Brokatübung (siehe S. 93 ff.).

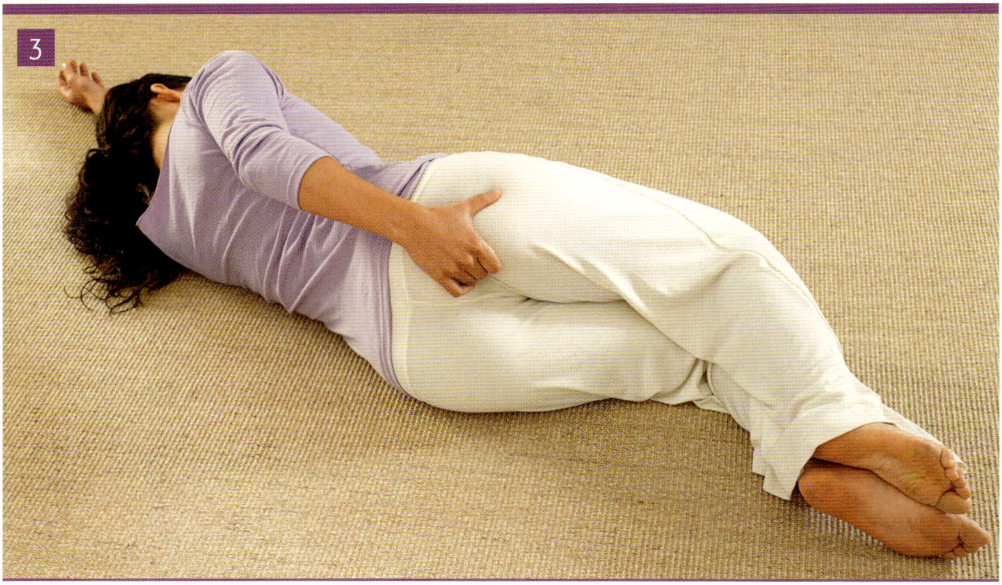

Der Stau im kleinen Becken

Wozu ist eine Fruchtschale gut? Sie soll empfindliche Früchte sicher aufbewahren. Wenn wir uns den Beckenboden als schützende Schale vorstellen, gilt es, die Organe des kleinen Beckens zu schützen:

- Enddarm und Mastdarm
- Prostata oder Gebärmutter
- Harnblase

Beim Mann können zusätzlich noch Hoden und Penis als »ausgelagert« dazugezählt werden, da sie über das kleine Becken versorgt werden. Das kleine Becken beherbergt also auch Organe, die stark von unseren Trieben gesteuert werden. Wie wichtig diese Organe für die Lebensfreude sind, erkennen wir in den meisten Fällen erst dann, wenn sie in ihrer Funktion nachlassen.

Was kann alles blockieren?

Die Organe des kleinen Beckens blockieren nur selten total. Ein medizinischer Notfall wäre die akute Harnverhaltung, bei der die Harnblase nicht mehr willentlich entleert werden kann. Gründe dafür können eine Prostatavergrößerung oder eine nervliche Störung des Blasenschließmuskels, etwa im Zusammenhang mit einem massiven Bandscheibenvorfall der Lendenwirbelsäule, sein.

Viel häufiger sind jedoch Störungen, die schleichend auftreten: Der Darm entlässt häufiger unkontrolliert Winde, der Harnstrahl verkümmert, man muss öfter zur Toilette, nachts häufiger aufstehen, aber es tropft nur und träufelt nach, Entzündungen treten auf.

Die Ursachen vermuten wir im Nachlassen der Hormonproduktion im Alter oder einer verminderten arteriellen Durchblutung infolge von Gefäßverkalkung. Da der Beckengürtel eine wichtige Übergangsstelle bildet, an der die Belastungen von den Beinen auf den Rumpf übertragen werden, kann es als Folge von Überbelastung oder fehlender Bewegung zu venösen und lymphatischen Stauungen im kleinen Becken kommen.

Wie kommt es zu dieser Blockade?

Werden Leber und Magen durch die Bewegungen des Zwerchfells noch stark mitbewegt, so wird diese Bewegung, je weiter wir in das kleine Becken kommen, immer weniger spürbar. Kommt nun durch Blähungen und Verstopfung noch ein erhöhter Druck im Bauchbereich hinzu, mindert dies die Durchblutung in diesen Organen zusätzlich. Der Druck in einem stark geblähten Bauch kann so hoch sein, dass der lymphatische Rückstrom fast ganz zum Stillstand kommt.

Wie spüren Sie diese Blockade?

Im Zentrum des kleinen Beckens werden die Organe geschützt oder auch unterstützt, die für einen Teil der sexuellen Lust und Lustempfindung stehen. Allein dadurch gewinnen sie eine hohe Wertschätzung im menschlichen Leben. Natürlich kann der Rückgang sexueller Lust viele Ursachen haben. Wenn er jedoch zu früh und zu schnell einsetzt, entstehen energetische Blockaden. Ähnliches ist bei Menschen zu beobachten, die den Urin oder Darminhalt nicht mehr absolut kontrolliert halten können. Am Ende steht immer eine gesellschaftliche Isolierung.

Übung für das kleine Becken

Der Mensch leidet, wenn er seine Triebe und die normalen Bedürfnisse des Alltagslebens nicht oder nur eingeschränkt befriedigen kann. Diese Übung hilft.

Das kleine Becken osteopathisch behandeln

1 Legen Sie sich ganz entspannt auf den Rücken. Die Beine sind angewinkelt.

2 Mit den Fingern beider Hände tasten Sie Ihr Schambein. Führen Sie Ihre Fingerspitzen an den bauchnahen Rand des Schambeins und lassen Sie beide Hände mit gestreckten Fingern in die Tiefe gleiten – ganz vorsichtig – Schmerz sollte nicht entstehen.

3 In der Tiefe spüren Sie einen Widerstand. Von diesem Bereich aus üben Sie etwa 30 Sekunden lang einen leichten Zug zum Bauchnabel hin aus.

4 Nach einer kurzen Pause verstärken Sie den Zug erneut für 30 Sekunden – nicht loslassen, sondern den Zug halten.

5 Führen Sie diese osteopathische Übung 5- bis 7-mal am Stück durch. Und gönnen Sie sich danach eine kleine Pause. Nehmen Sie bewusst den Atem wahr, wie er sich tief bis in das kleine Becken hinein ausdehnt und von dort wieder zurückkehrt.

Um die Blase und die Geschlechtsorgane zu stimulieren, empfehlen wir zusätzlich die 6. Brokatübung (siehe S. 97 ff.).

UNSER RAT

Wenn Sie unter Blasenstörungen oder einer Vergrößerung der Prostata bzw. der Gebärmutter leiden, sollten Sie sich unbedingt regelmäßig in ärztliche Kontrolle begeben. Ergänzend empfehlen wir anfänglich täglich, dann mindestens 1-mal pro Woche die nebenstehende osteopathische Übung zusätzlich zu den täglichen Qigong-Übungen.

2

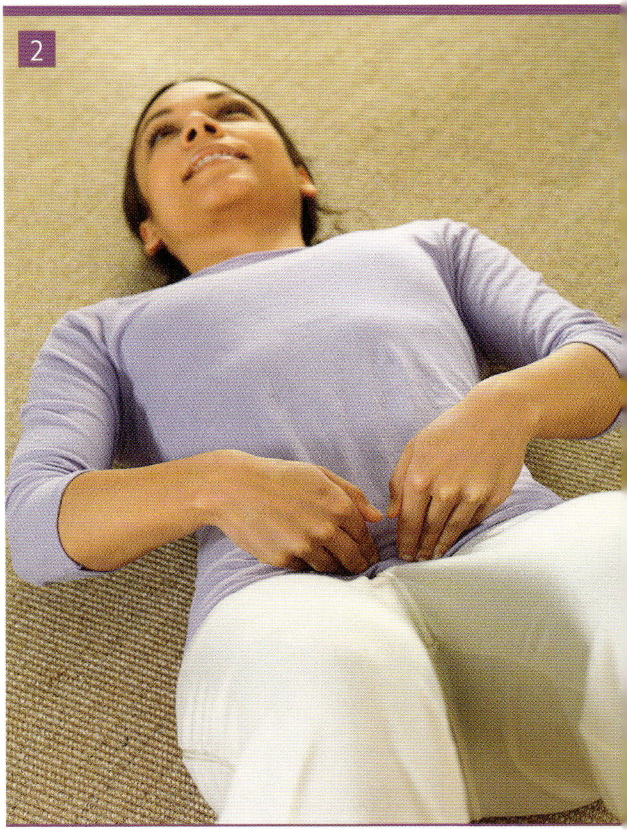

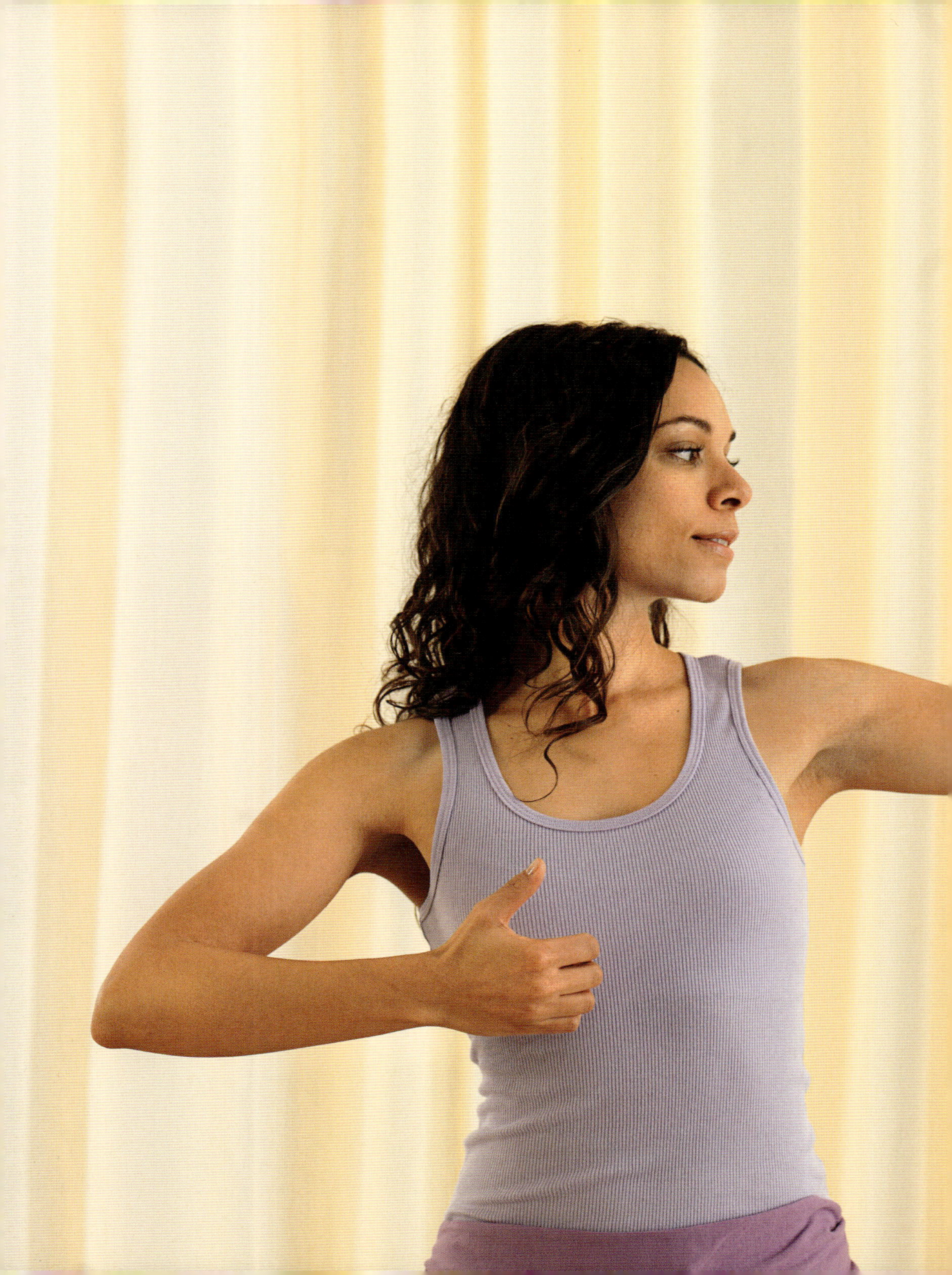

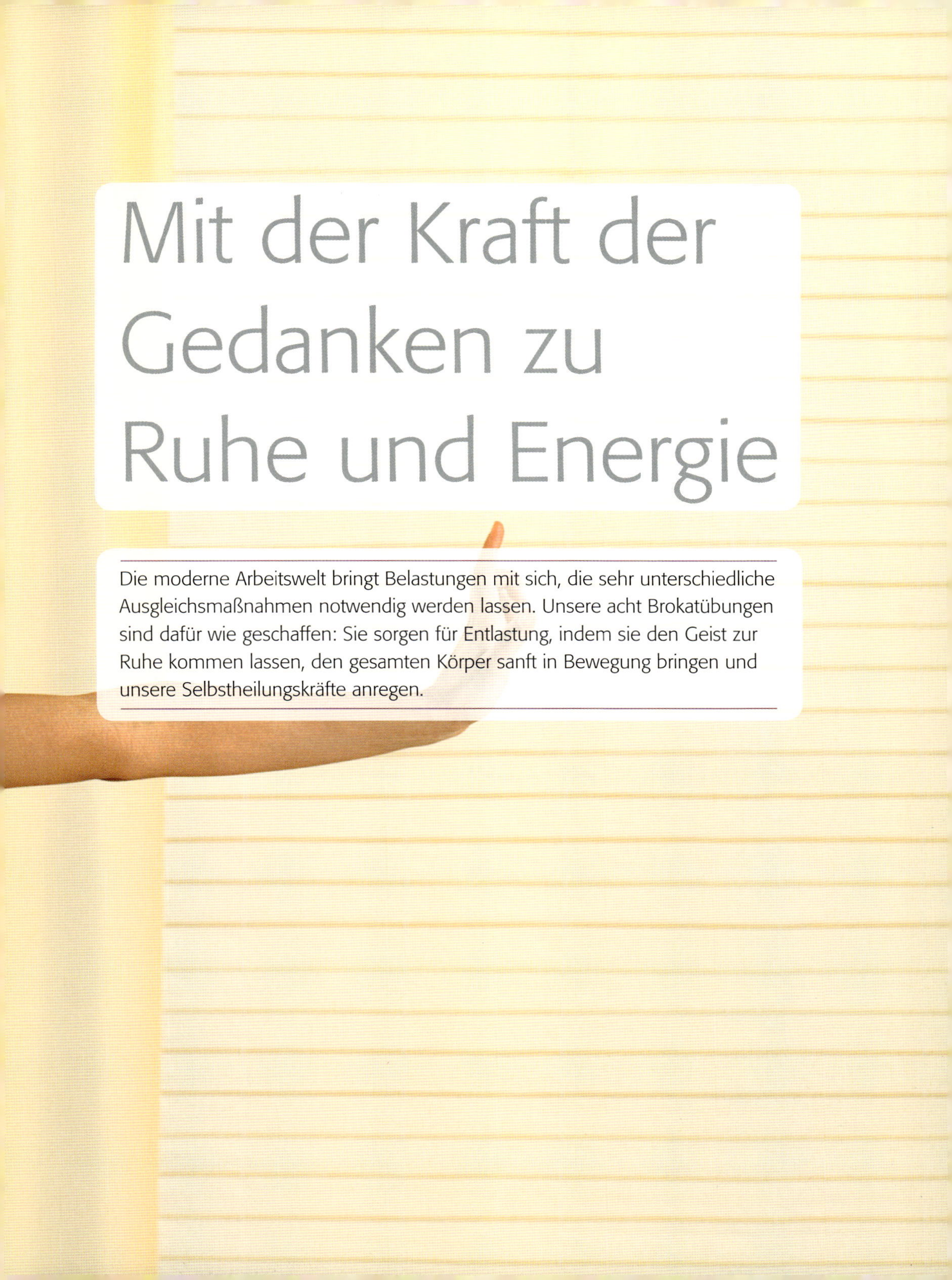

Mit der Kraft der Gedanken zu Ruhe und Energie

Die moderne Arbeitswelt bringt Belastungen mit sich, die sehr unterschiedliche Ausgleichsmaßnahmen notwendig werden lassen. Unsere acht Brokatübungen sind dafür wie geschaffen: Sie sorgen für Entlastung, indem sie den Geist zur Ruhe kommen lassen, den gesamten Körper sanft in Bewegung bringen und unsere Selbstheilungskräfte anregen.

Acht Übungen zur Einstimmung

Vor jeder längeren Übungseinheit empfehlen sich öffnende Einstimmungsübungen.

Räkeln und strecken

1 Zu welcher Tageszeit auch immer – räkeln, strecken und dehnen Sie sich zuerst, um die Muskelspannung zu lösen. Folgen Sie dabei Ihrer Intuition – es gibt kein richtig oder falsch!

Handgelenke kreisen lassen

2 Falten Sie die Hände und lassen Sie sie langsam im Handgelenk kreisen. Führen Sie die Bewegung entspannt und gelöst aus. Ändern Sie nach einer gewissen Zeit die Richtung.

Handflächen reiben

Legen Sie die Handflächen aneinander und reiben Sie sie, bis sie warm werden.

Arme aktivieren

Legen Sie die rechte Hand auf den linken Handrücken und führen Sie sie langsam kreisend auf der Armaußenseite nach oben und auf der Arminnenseite wieder nach unten. Wechseln Sie nach mehreren Durchgängen die Seite. Im Uhrzeigersinn wirkt das Kreisen aktivierend, gegen den Uhrzeigersinn dagegen beruhigend. Probieren Sie aus, wie es auf Sie wirkt. Achten Sie auch darauf, wo Sie beginnen und in welche Richtung Sie die kreisenden Bewegungen ausführen – auch hier können Sie über eine Veränderung der Gewohnheit neue Erfahrungen sammeln.

Körper abklopfen

Klopfen Sie mit weichen Händen und lockeren Handgelenken den Körper am Rücken beginnend sanft nach unten zu den Fersen hin ab. Führen Sie dieselbe Bewegung mit der Handfläche über die Beininnenseite bis zum Brustkorb hinauf durch.

Kniegelenke kreisen lassen

Stellen Sie die Füße nah beieinander auf und legen Sie die Handflächen auf die gebeugten Knie. Beschreiben Sie mit den Knien einen kleinen waagrechten Kreis. Die Fußsohlen halten dabei einen festen Kontakt zum Boden. Kreisen Sie auch einmal in die andere Richtung.

Fußgelenke öffnen

3 Stellen Sie die Füße mit den Fersen gegeneinander und drehen Sie die Fußspitzen nach außen.

4 Heben Sie die Fersen aktiv vom Boden an und lassen Sie sie anschließend wieder zurücksinken.

Diaphragmen aktivieren

Stehen Sie entspannt, legen Sie beide Hände auf den Unterbauch und lassen Sie den Atem kommen und gehen. Konzentrieren Sie sich aufmerksam auf die einzelnen Diaphragmen (siehe S. 26 f.). und nehmen Sie wahr, wo sich der Atem ausdehnt und wie er durch die Nase wieder ausströmt.

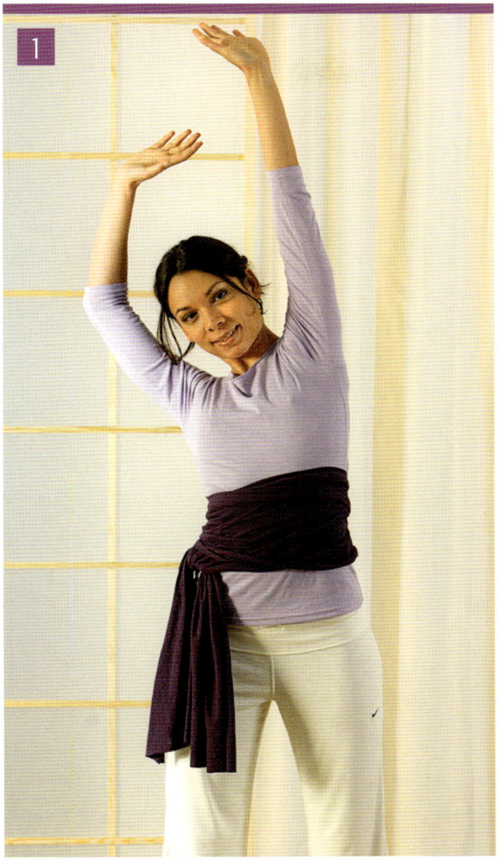
1

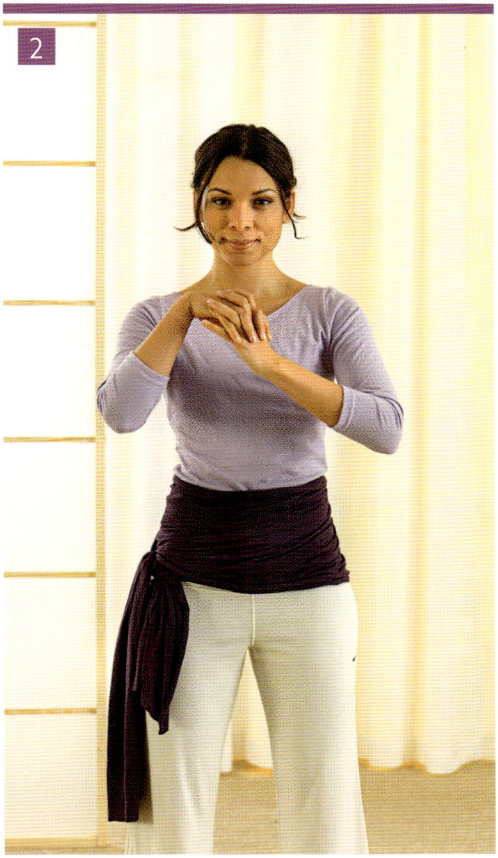
2

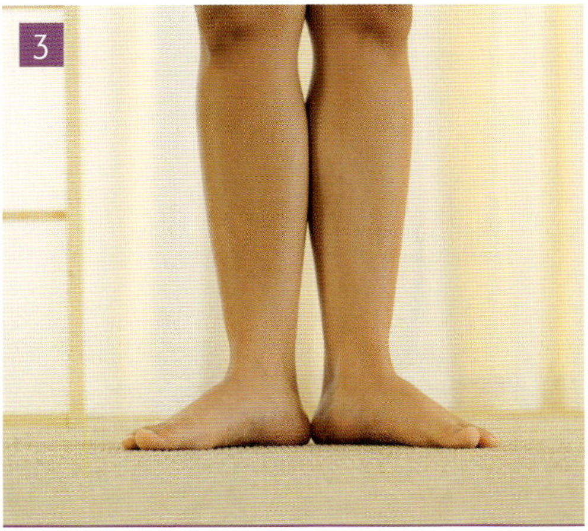
3

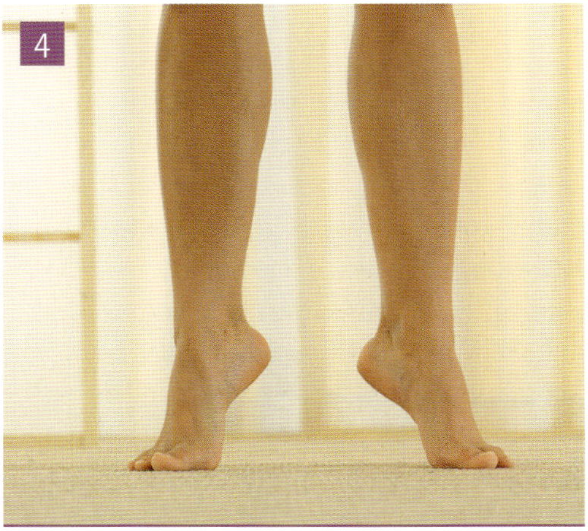
4

Die Basisprinzipien des Qigong

Qigong ist unter der Zielsetzung entstanden, die Gesundheit des Menschen zu erhalten bzw. wiederherzustellen. Dafür bedurfte es einfacher Übungen, die in jedem Alter von allen durchgeführt werden können. In unseren Augen sehen sie zunächst schwieriger aus, als sie letztlich sind. Auch die nachfolgenden Bewegungsaspekte scheinen im ersten Moment etwas fremd zu sein. Genauer betrachtet, sind sie jedoch ein Bestandteil unseres Lebens, wir beachten sie nur zu wenig. Oder vermittelt es Ihnen kein gutes Gefühl, wenn Sie mit beiden Füßen fest im Leben stehen oder wenn alles rund läuft?
Als grundlegende Fähigkeiten für das Üben werden immer folgende allgemeine Fähigkeiten benannt:

- (Körper-)Bewegung
- Atmung
- Vorstellungskraft

(Körper-)Bewegung – anmutig und sanft

Sich im Alltag zu bewegen fällt in der Regel leicht. Eine neue Sportart zu erlernen fällt dem einen leichter, dem anderen schwerer. Auch mit dem Qigong wird es so sein. Diese anmutigen Bewegungen üben in ihrer Weichheit und Eleganz eine große Faszination auf den Betrachter aus. Beim Selbstüben kann allerdings die Angst aufkommen, etwas falsch zu machen oder sich »dumm anzustellen«. Diese Sorge ist unbegründet, denn beim Qigong bewegen sich zunächst einmal nur die Arme und der Kopf, die Beine bleiben ruhig stehen – das erleichtert das Ganze für Sie.
Gehen ist für Sie mit Sicherheit eine vertraute Bewegung. Doch leider ist uns nicht mehr bewusst, wie es war, als wir es als Kind gelernt haben; wie wach in diesem Moment unsere Sinne waren, wie aufmerksam wir jede Reaktion in unserem Körper beobachtet und gespeichert haben. Genauso wird es mit dem Qigong sein. So, wie jeder Mensch sein eigenes Gangbild hat, so hat jeder Mensch sein ureigenes »Qigong-Bild«. Es wartet also etwas Spannendes auf Sie, etwas, das Sie über die äußere Bewegung auch innerlich in Bewegung bringt.

Atmung – Spiegelbild der Seele

Fühlen wir uns wohl, sind ausgeglichen, haben keine Beschwerden und sind unsere Diaphragmen frei, läuft die Atmung ruhig, gleichmäßig und tief – wie bei Ihnen im Moment. Sie werden sich sagen, ja im Augenblick sitze ich ja und habe meine Ruhe. Allerdings wird sich

UNSER RAT

Achten Sie bei den Übungen immer darauf, dass Sie sich nicht überfordern. Es gibt keine »optimale« Bewegung; die Gestaltung der Bewegung muss zu Ihren momentanen Fähigkeiten passen.

auch bei einer entspannten Wanderung oder Radtour an Ihrer Atmung nur unwesentlich etwas ändern; sie wird vielleicht etwas schneller werden, aber immer noch gleichmäßig und tief sein.

Atem im Übungsrhythmus

Nur wenn wir bei körperlichen Aktivitäten unserer Atmung nicht davonlaufen, sie durch übermäßige Anspannung »wegpressen«, können sich Ruhe und Erholung einstellen. Hetzen wir dagegen der Gruppe atemlos hinterher, hält sich der Entspannungseffekt in Grenzen, die Aktivität wird zu einer Anstrengung, die Müdigkeit und Kraftlosigkeit produziert.

Gleiches gilt für die Übungspraxis im Qigong. Erfahrungsgemäß läuft der Atem im Übungsrhythmus, es sei denn, Sie setzen sich unnötig unter Druck, es ja richtig machen zu wollen. In diesem Fall werden Sie sich häufiger dabei ertappen, wie Sie die Luft anhalten. Versuchen Sie dann, die Übungen weniger betont auszuführen, und genießen Sie zunächst den weichen Bewegungsfluss. Denken Sie immer daran: Es geht nicht darum Qigong können zu müssen, sondern darum, es achtsam zu praktizieren.

Vorstellungskraft – die Macht der Gedanken

Vielleicht können Sie sich an eine Situation erinnern, in der Sie auch etwas Neues erlernen wollten. Man gab Ihnen gut gemeinte Ratschläge, Bewegungsvorschläge und Handlungsanweisungen, und trotzdem haben Sie sich schwer getan. Denn wie heißt es so schön? Gut gemeint ist in aller Regel das Gegenteil von gut.

Doch plötzlich hat Ihnen jemand einen Tipp gegeben: Er setzte die Bewegung mit einer Ihnen vertrauten Aktivität in Beziehung, und schon ging es deutlich leichter.

Übungsnamen zur leichteren Ausführung

Vorstellungskraft geht im Qigong aber noch über das Moment des Lernens hinaus. Sie werden sehen, dass jede der Übungen einen eigenen Namen hat. Dieser Name soll der Bewegung zum einen eine bestimmte Form geben und zum anderen die Ausführung mit Leben erfüllen.

So stellen Sie sich beispielsweise vor, wie Sie in Ihrer Kindheit einen selbst gebastelten Bogen gespannt haben, um mit dem Pfeil auf ein imaginäres Ziel zu schießen oder wie Sie an einem See stehend ganz langsam ein kleines Ruderboot ins Wasser schieben, um sanft rudernd über den See zu gleiten. Sie benötigen dazu nicht viel Kraft.

UNSER RAT

In einem späteren Übungsstadium wird die Vorstellungskraft auf bestimmte Körperregionen oder das Qi über die Vorstellung in ganz bestimmte Richtungen gelenkt, um so den Effekt der Übungen noch zu verbessern.

Die Übungsprinzipien des Qigong

Wie bei vielen Sportarten bzw. Freizeitaktivitäten gibt es auch im Qigong bestimmte Prinzipien, die Ihnen das Üben erleichtern und für Sie wirksamer machen. So, wie beim Joggen auf Körperhaltung, Atmung und Schrittgestaltung geachtet wird, um das Ganze ökonomischer und effizienter zu machen, wird im Qigong bei der Durchführung auf bestimmte Haltungs- und Bewegungsaspekte geachtet.
Bei den nachfolgenden Übungsprinzipien handelt es sich um Elemente, die Sie beim späteren Erlernen der acht Brokatübungen immer wieder finden. Allerdings haben diese Vorübungen für sich schon einen gewissen Stellenwert und sind mehr als nur Beigabe oder Vorgeplänkel. Die Erfahrung lehrt, dass Ihr Alltag lebendiger wird, wenn Sie dort einzelne Aspekte aus diesen Übungen einfließen lassen. Das nächste Mal, wenn Sie im Supermarkt an der Kasse stehen, ärgern Sie sich nicht mehr, dass derjenige vor Ihnen einen vollen Wagen hat – nehmen Sie eine unserer Grundübungen und probieren Sie sie aus, und wenn es nur in Gedanken ist. Nehmen Sie wahr, ob Sie mit beiden Füßen fest stehen und ob Ihr Atem gleichmäßig fließt.

UNSER RAT

Sollten Sie sich in der parallelen Fußstellung nicht wohlfühlen, können die Fußspitzen auch leicht nach außen zeigen.

Eins nach dem anderen

Nach den einstimmenden Übungen nehmen Sie sich für die folgenden Übungen so viel Zeit, wie Sie möchten. Wählen Sie nur immer eine Übung, führen Sie diese dafür aber mit viel Hingabe durch. Dies bringt Sie auf Ihrem Weg weiter als drei oder vier oberflächlich absolvierte Übungen. Versuchen Sie beim anschließenden Durchführen der acht Brokatübungen, genau auf dieses Prinzip zu achten. Für den Fall, dass Ihnen ein bildlicher Vergleich, den Sie angeboten bekommen, nicht gefällt, können Sie ihn natürlich durch einen anderen ersetzen.
Bei den Übungsprinzipien des Qigong handelt es sich um die folgenden:

- Verwurzelung
- Aufrichtung
- Zentrierung
- Steigen und Sinken
- Öffnen und Schließen
- Rundheit
- Gleichmäßigkeit

Mit beiden Beinen fest im Leben – Verwurzelung

Mächtige Bäume üben auf uns Menschen oft eine magische Anziehungskraft aus. Sich gegen den Stamm eines Baumes zu lehnen gibt ein Gefühl von Sicherheit und Kraft. Weshalb? Verleiht uns die imposante Statur dieses Gefühl, oder ist es das Wissen um die Vergangenheit des Baums? Wie vielen Stürmen und Unwettern hat er schon getrotzt, ohne Schaden zu neh-

men? Wir wissen aber auch: Nicht jeder Baum steht gleich fest. Derjenige mit einer tiefen Wurzel hält leichter stand, im Gegensatz zu dem mit einem oberflächlichen Wurzelgeflecht. Im Qigong, wie auch im Taiji quan, gilt der feste Stand als eines der zentralsten Prinzipien. Wie bei einem Baum gilt: Der Stamm – die Beine – ist fest und stabil, die Zweige – Rumpf und Arme – sind weich und beweglich.
Um die Verwurzelung noch deutlicher zu machen, werden die Füße in Gedanken in den Boden geschraubt, ohne allerdings dabei zu verspannen.

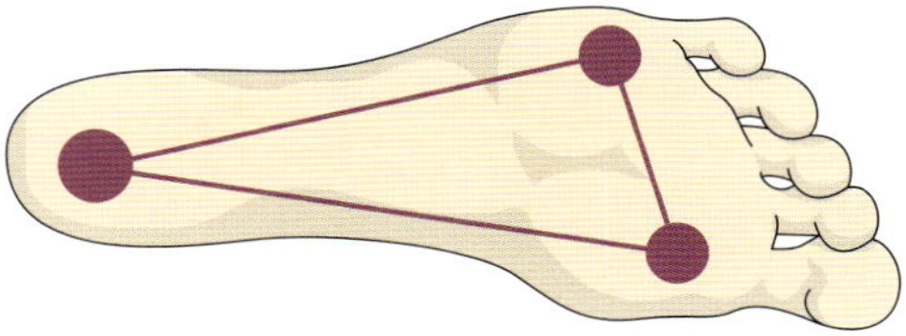

Auf diesen drei Punkten ruht das Körpergewicht während der Grundstellung im Qigong.

Praktische Übung

Stellen Sie Ihre Füße nebeneinander, sodass sich die Knöchel berühren. Schließen Sie die Augen – was geschieht? Vermutlich fühlen Sie sich unsicher. Wählen Sie nun eine Fußbreite, die Ihnen mehr Sicherheit gibt – hüft- bis schulterbreit wäre ideal.

1 Die Füße stehen in der Qigong-Grundstellung parallel und hüft- bis schulterbreit auseinander. Lenken Sie Ihre Aufmerksamkeit nun auf Ihre Füße und beginnen Sie, ganz leicht hin- und herzuschwanken. Nehmen Sie dabei den Druck in der Ferse und danach im Vorfuß wahr. Lassen Sie das Schwanken allmählich ausklingen, bis Sie auf einem Dreieck aus Ferse – Kleinzehenballen – Großzehenballen zu stehen kommen.

Ihr Fuß sinkt in der Grundstellung nun etwas ein, als würden Sie auf einem weichen Boden stehen. Ihre Fußgelenke sind ganz weich und locker. Mit jedem Ausatmen wird der Kontakt der Füße zum Boden etwas fester.

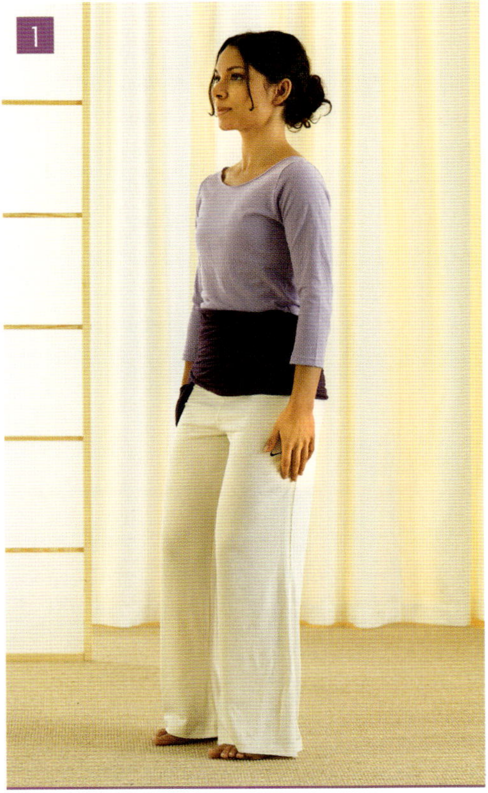

Zum Abschluss beugen und strecken Sie Ihre Beine im Kniegelenk. Die Kraft für diese Bewegung holen Sie aber nicht aus den Oberschenkeln, wie bei einer Kniebeuge, sondern aus Ihren Füßen, die ja fest auf dem Boden stehen.

Aufrecht durch das Leben – Aufrichtung

Wenn Sie eine sitzende oder stehende Tätigkeit ausüben, kennen Sie das anstrengende Gefühl, aufrecht sitzen oder stehen zu wollen. Schon nach wenigen Minuten geben wir resigniert auf, obwohl wir wissen, dass die aufrechte Körperhaltung vor allem für unsere Wirbelsäule eine enorme Entlastung darstellen würde und der Körper in dieser Position am wenigsten Energie für Haltearbeit aufwenden muss. Auch das Zwerchfell und die anderen inneren Organe profitieren von dieser Körperhaltung.

Die Erfahrung lehrt allerdings, dass ein verbissenes, aufgesetztes Einnehmen dieser Haltung zum Scheitern verurteilt ist. Klagen über Verspannungen und enorme muskuläre Anstrengungen lassen die Versuche innerhalb kürzester Zeit scheitern. Deswegen gehen Sie mit diesem Prinzip behutsam, aber konsequent um.

UNSER RAT

Unter Aufrichtung wird auch häufig eine wirkliche Beckenaufrichtung verstanden mit dem Ziel, die Lendenlordose aufzuheben. Aus Erfahrung empfehlen wir hier ein vorsichtiges, behutsames Herantasten, um Rückenschmerzen vorzubeugen.

Praktische Übung

1 Aus der Verwurzelung richten Sie den Oberkörper wie beim aufrechten Sitzen langsam auf, ohne den Bauch einzuziehen oder die Schultern zurückzunehmen. Stellen Sie sich vor, Ihr Rücken ist der einer Marionette, sehr beweglich. Wenn die Marionette für das Spiel angehoben wird, dann wird sie immer größer und größer, bis die Fäden straff gespannt sind.

Dasselbe geschieht nun mit Ihnen: Mit jedem Atemzug richtet sich die Wirbelsäule eine Winzigkeit weiter auf, bis Sie Ihre entspannte Größe erreicht haben. Der Kopf ruht entspannt auf der Halswirbelsäule – wie bei den kleinen Wackeldackeln auf einigen Autoablagen. Ihr Blick geht nach vorne und trifft den Boden in etwa 10 Meter Entfernung.

Wenn Sie sich jetzt zum einen auf Ihren stabilen Kontakt der Füße zum Boden und zum anderen auf den Kontakt des Scheitels mit dem Himmel konzentrieren, haben Sie eine intensive Verbindung zwischen Himmel und Erde hergestellt.

Wenn Sie möchten, können Sie auch ausprobieren, wie sich Ihre Haltung verändert, wenn Sie die Füße in Ihrer Vorstellung weich in den Boden schrauben. Der Impuls dazu kommt vom Großzehballen: Das Sprunggelenk und das Becken richten sich auf, der Stand wird fester und stabiler.

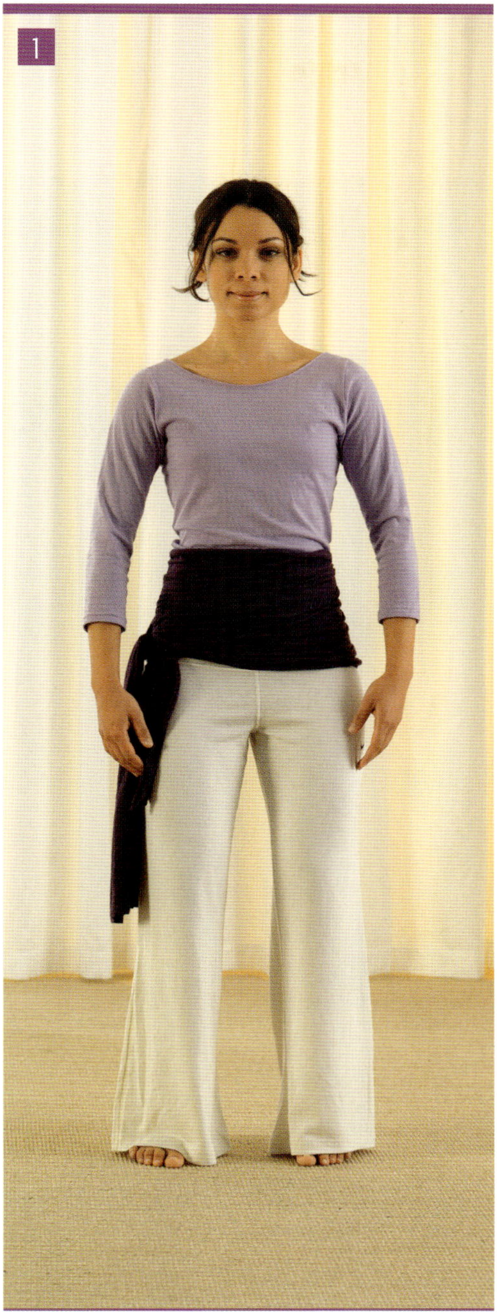
1

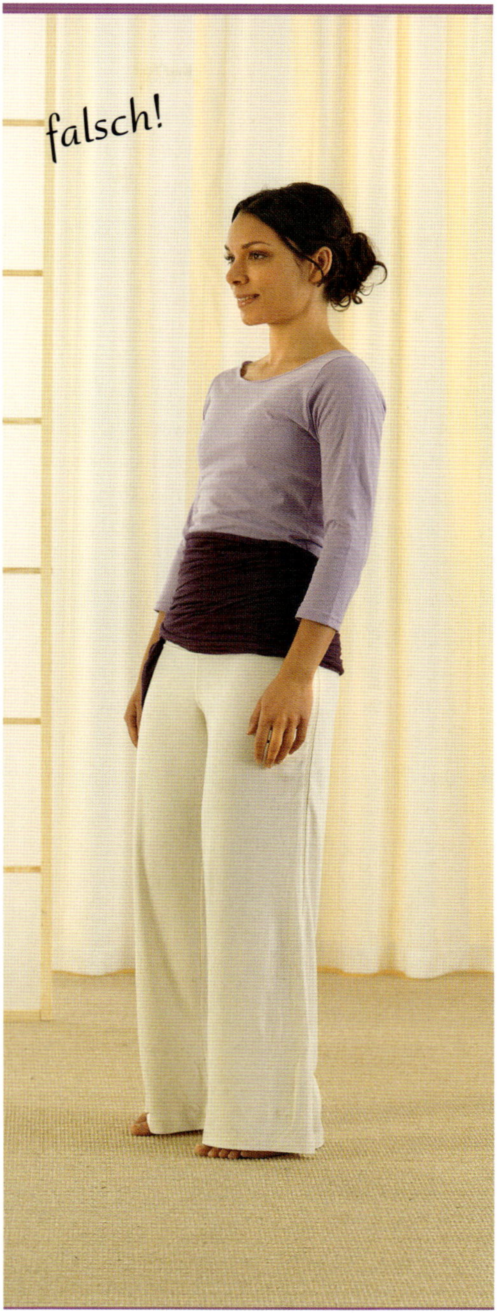
falsch!

Aus der Mitte entspringt die Kraft – Zentrierung

Tief durchatmen – eine in unserer hektischen Zeit selten vorkommende Gegebenheit. Dabei vermittelt eine tiefe Atmung Ruhe und Gelassenheit, und der Körper wird mit Energie in Form von Sauerstoff optimal versorgt. Mit dem Atem nehmen Sie die Energie aus der Natur in sich auf.

Sie werden im Erleben und Empfinden der Qigong-Übungen Unterschiede entdecken, wenn Sie im Laufe der Zeit an unterschiedlichen Orten im Freien üben. Suchen Sie sich Ihre persönliche Kraftquelle und sammeln Sie diese Energie als Ihren persönlichen kleinen Schatz.

Finden Sie Ihre Mitte

Mit der achtsamen Hinwendung zum Prinzip der Zentrierung verabschieden Sie sich nun für die Zeitdauer des Übens von Ihrem Alltag, denn mit der (Kon-)Zentrierung auf die Atembewegung im Bauchraum schaffen Sie die nötige Distanz. Achten Sie auf die drei Phasen der Atmung: Einatmen – ausatmen – kleine Atempause.

UNSER RAT

Wenn diesem Prinzip zu viel Aufmerksamkeit geschenkt oder wenn die Atmung aufgrund der hohen Konzentration angehalten wird, können Symptome wie Kopfschmerzen, Schwindel und Übelkeit auftreten. Entspannen Sie sich.

Praktische Übung

1 Sie stehen wieder in der Grundhaltung und halten die Hände vor dem Bauch – so, als ob Sie einen kleinen Ball halten.

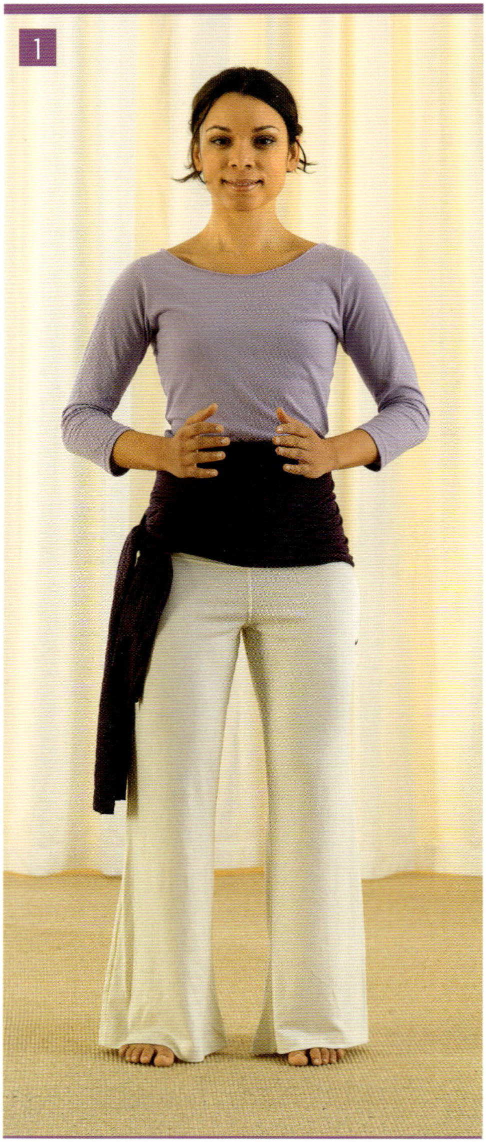

2 Mit dem Einatmen wird der Ball etwas größer, die Hände bewegen sich etwas nach außen. Wie groß der Ball wird, ist nicht wichtig.

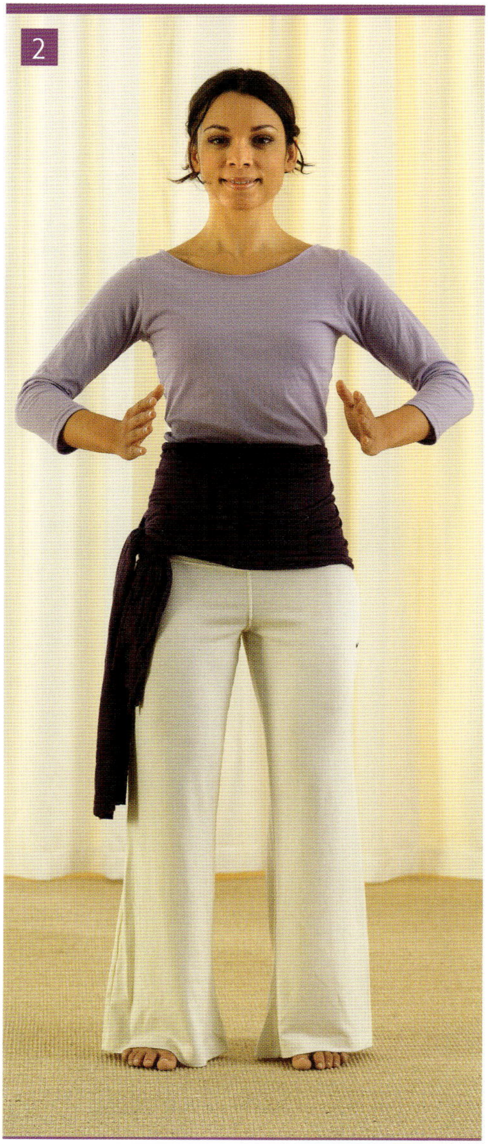

Mit dem Ausatmen wird der Ball wieder kleiner, die Hände kommen wieder zueinander, bis sie erneut den kleinen Ball halten.

Ihre Aufmerksamkeit ist zunächst auf den Raum zwischen Ihren beiden Händen gerichtet. Sie spüren, wie der Raum zwischen den Händen größer und kleiner wird. Konzentrieren Sie sich ganz darauf.

Je länger Sie diese Übung durchführen, umso deutlicher wird die Konzentration auf die Atmung und die Bewegung der Bauchdecke, knapp unterhalb des Bauchnabels. Wohlgemerkt wird die Konzentration verstärkt, nicht das Bestreben, dorthin atmen zu wollen. Sollten Sie das Bedürfnis haben, diese Bewegung mit einer kleinen Beinbewegung zu verbinden, dann lassen Sie es zu.

Zum Abschluss halten Sie die Hände vor den Bauch; spüren Sie, wie allein Ihr Atem die Arme und Hände sanft bewegt. Achten Sie darauf, dass Ihre Schultern gelöst und entspannt auf dem Brustkorb ruhen und Sie sie nicht nach oben ziehen.

Richten Sie Ihre Aufmerksamkeit auch auf den Beckenboden, vielleicht entdecken Sie auch dort ein sanftes Wechselspiel von An- und Entspannung. Ihre Arme werden dabei nicht nur von der Muskulatur gehalten; nutzen Sie auch Ihren Atem dazu, er unterstützt Sie tatkräftig dabei.

Mit dieser Übung haben Sie sich die Grundhaltung für das Qigong erarbeitet. Praktizieren Sie diese, wann immer Sie wollen.

Eine Blüte erwacht – Öffnen und Schließen

Stellen Sie sich ein Reisfeld vor, mit seinen vielen Setzlingen, die im Wasser stehen. Nur wenn ein Reisfeld im ausgewogenen Verhältnis bewässert wird, ist der Ertrag für den Bauern gesichert. Für den Bauern bedeutet dies, bei extremen Regenfällen dafür zu sorgen, dass das Wasser abfließen kann. Bei längerer Trockenheit ist es für ihn günstig, wenn er einen Wasservorrat öffnen kann, der das Feld überschwemmt. Das Öffnen und Schließen sind somit elementare Bedingungen für eine gute Ernte.

Beim Üben geht es zunächst darum, in den wichtigsten Gelenken entspannt und offen zu sein. Dabei wird den Schulter- und Hüftgelenken eine besondere Bedeutung beigemessen, da in diesen Regionen besonders viele Lymphknoten sitzen. Durch einen ausgeprägten öffnenden und schließenden

1
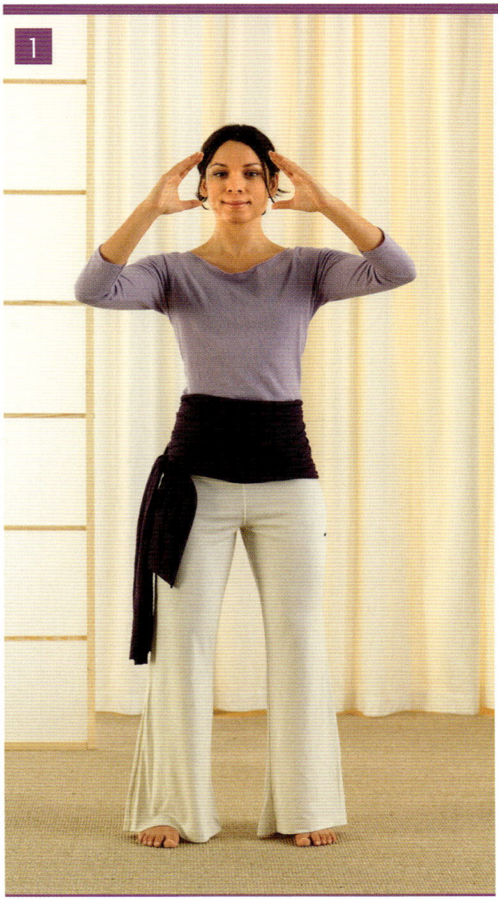

2
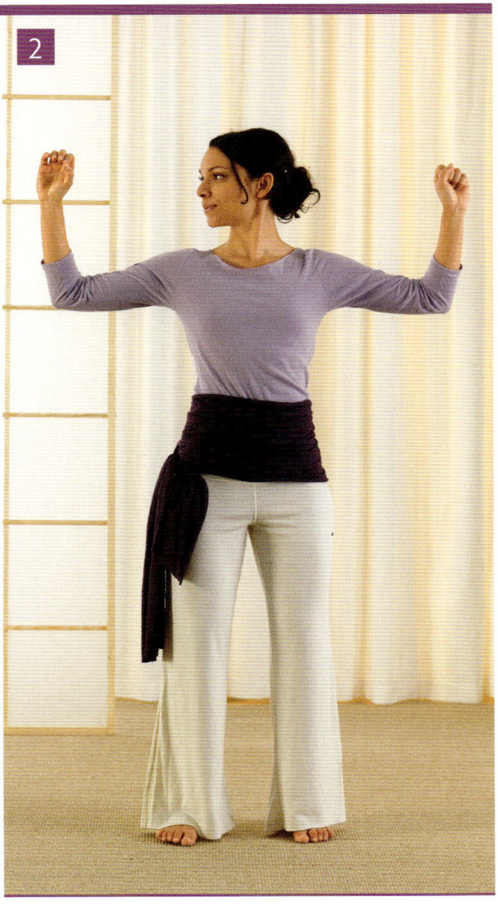

Bewegungsimpuls wird das Lymphsystem aktiviert und unterstützt.

Praktische Übung

1 Begeben Sie sich in die Grundstellung (siehe S. 61) und halten Sie die Hände in einem offenen Dreieck vor das Gesicht. Diese Haltung wird auch Tigermaul genannt.

2 Öffnen Sie mit dem Einatmen die Arme, der Blick folgt der rechten Hand.

3 Die rechte Hand bildet nun ein »Fernrohr«, durch das Sie schauen. Die linke Hand bildet eine weiche Faust. Mit dem Ausatmen schließen sich die Arme wieder, die Hände öffnen sich. Wiederholen Sie die Übung zur anderen Seite. Mit zunehmender Übungsdauer richten Sie die Aufmerksamkeit auch einmal auf andere Bereiche wie Halswirbelsäule und Schulterblattpartie. Stellen Sie sich vor, Ihre Arme wollen nicht nach hinten, sondern nach außen.

3

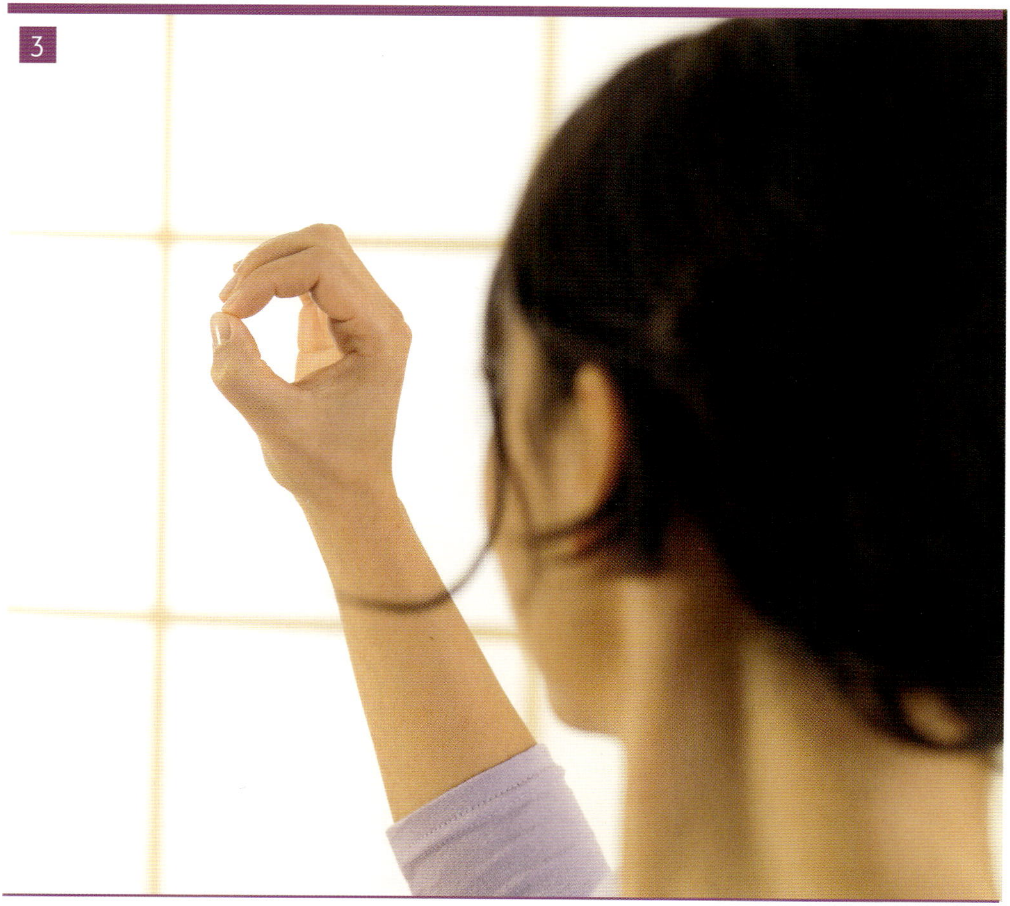

Alles im Fluss – Rundheit

Können Sie sich noch an Ihre Kindheit erinnern, an das Spiel mit Ihrer Kugelbahn? Die Kugel rollt die Schiene hinunter, stößt an, fällt auf die nächste Ebene, beginnt wieder zu rollen, bis sie schließlich unten ankommt. Stellen Sie sich vor, Ihre Kugelbahn hätte einen spiralförmigen Verlauf gehabt: Mit wie viel Schwung wäre dann die Kugel unten angekommen?

Wenn eine Schiene, ein Rohr oder ein Schlauch in runden Bahnen verläuft, entsteht eine sehr viel gleichmäßigere Roll- oder Fließbewegung, als wenn in dieser Bahn Ecken oder deutliche Abknickungen vorhanden sind. Gleichzeitig lassen drehende, spiralförmige Bewegungen wesentlich mehr Fließdynamik entstehen. Genauso wird es im Qigong gesehen.

Alle Bewegungen folgen bogen- und spiralförmigen Linien, entweder in der Bewegungsrealität oder in der Vorstellung. Die Wirbelsäule stellt dabei eine wesentliche Achse dar, um die sich alles dreht.

1

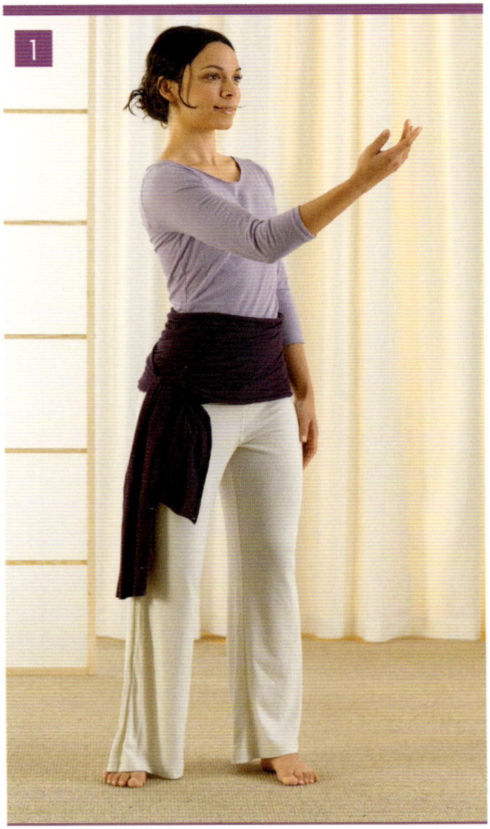

2

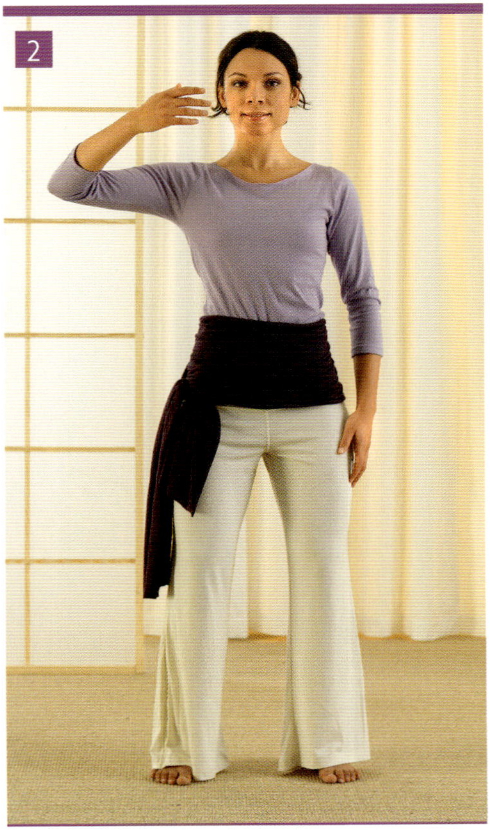

Praktische Übung

1 Sie stehen in der Grundposition und drehen Ihr unteres Zentrum etwas nach links. Mit der rechten Hand heben Sie eine kleine Sonne nach links oben.

2 Die Sonne zieht vor Ihrem Gesicht zur rechten Seite; die Hand lassen Sie dabei wieder nach unten sinken. Das Zentrum dreht sich nun etwas nach rechts. Mit der linken Hand heben Sie die Sonne nach rechts oben und lassen diese nach links ziehen. Die Arme beschreiben einen Kreis, die Schultern sind weich und gelöst. Lassen Sie den Atem dabei entspannt ein- und ausströmen.

Achten Sie bei dieser Übung auch auf das Prinzip Steigen und Sinken (siehe S. 66 f.).

Energie in Bewegung – Steigen und Sinken

Übersteigen die täglichen privaten und beruflichen Anforderungen Ihre Kräfte? Ist keine Zeit vorhanden, dass sich die Dinge, die Sie wahrnehmen und erleben, setzen können, weil am nächsten Tag schon wieder etwas Neues auf Sie zukommt? Ihr Gehirn arbeitet Tag für Tag, Minute für Minute auf Hochtouren, die ganze Energie wird nach oben gezogen, und Sie haben das Gefühl, als würden Sie ganz allmählich den Boden unter den Füßen verlieren.
Um wieder festen Grund zu finden, wäre es gut, diese aufsteigende Energie auch einmal wieder sinken zu lassen. Steigen und Sinken sind Bewegungsaspekte, die sich gegenseitig bedingen und im Qigong wesentlich für den Fluss des Qi verantwortlich sind. In Verbindung mit der Atmung und der Vorstellungskraft kann die Richtung bestimmt werden, in die das Qi fließen soll.
Zu Beginn des Übens legen wir allerdings zunächst unser Hauptaugenmerk auf die äußere Bewegung und bleiben mit der Atmung und der Vorstellungskraft im unteren Zentrum.

Praktische Übung

1 Sie stehen in der Grundstellung, aus den Füßen kommt der Impuls, die Beine sanft zu strecken. Gleichzeitig ziehen Sie Ihre Arme

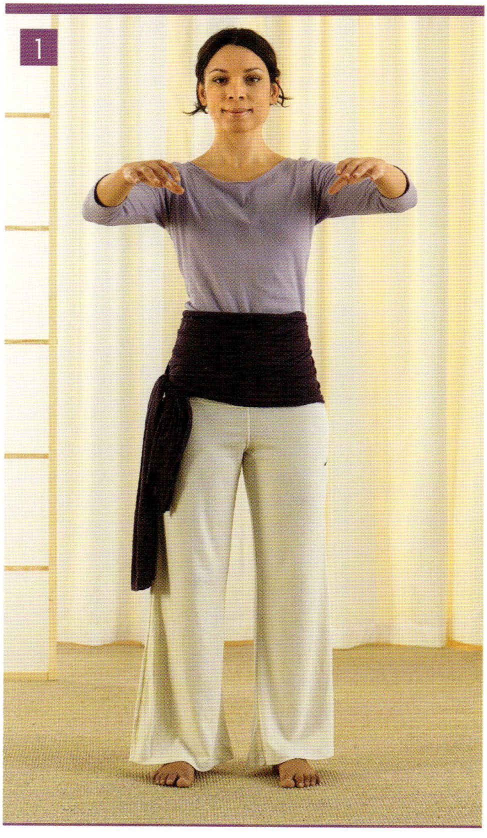

nach oben, als ob Sie sie durchs Wasser ziehen würden. Spüren Sie die sanfte Anspannung, die dabei entsteht.

2 In Schulterhöhe kehrt sich die Bewegung wieder um: Sie ziehen die Arme wieder zurück, die Knie werden leicht gebeugt. Der Impuls zum Steigen kommt immer aus den Füßen. Die Bewegung muss nicht sonderlich ausgeprägt sein; wählen Sie ein Maß, das Ihnen angenehm ist. Um den Aspekt des Yin und Yang einmal in der Bewegung zu erfahren, steigen Sie in den Beinen, lassen die Arme aber sinken. Umgekehrt steigen die Arme nach oben, wenn Sie in den Knien einsinken.

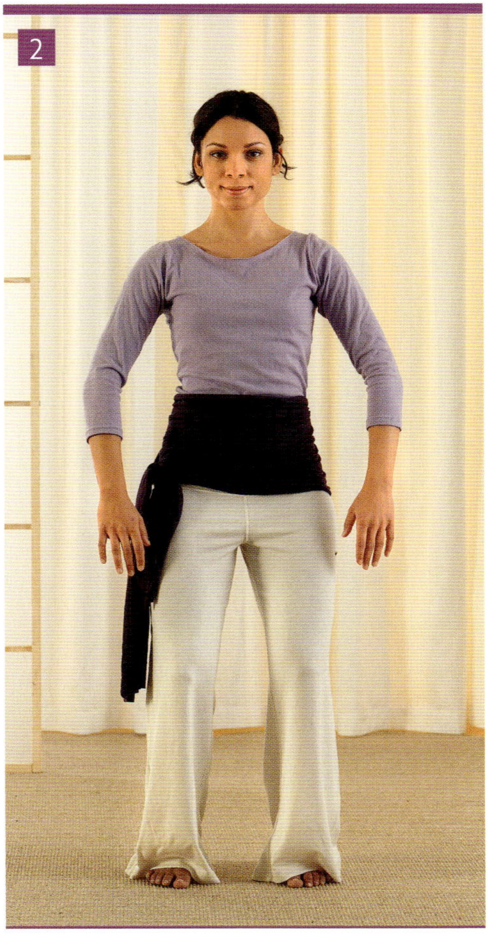

Entdeckung der Entschleunigung – Gleichmäßigkeit

Welche Wirkung geht von einem gleichmäßig dahinströmenden Fluss aus, dessen Wasser im Sonnenschein glitzert? Wie beruhigend sind langsam dahinziehende Wolken, denen Sie auf einem Parkbänkchen sitzend nachschauen? Wie viel Kraft und Energie kostet Sie dagegen Ihr hektischer, unruhiger Alltag?
Je gleichmäßiger ein Bewegungsablauf ist, umso weniger Energie müssen Sie dafür aufwenden und umso erholsamer wirkt sich diese Aktivität aus. Beim Qigong steht ein gleichmäßiges Maß von An- und Entspannung im Vordergrund, damit die Muskulatur sanft durchgearbeitet wird. Die Kernfrage, die sich für viele stellt, lautet: Mit wie viel Kraft soll ich üben? Mal darf es etwas mehr sein, mal etwas weniger. Es ist aber nie 0 und nie 100.

Praktische Übung

1 Sie stehen in der Grundhaltung, Ihre Hände ruhen in Herzhöhe auf zwei imaginären Kissen. Diese Kissen hängen an einem Faden, der an einer Umlenkrolle aufgehängt ist. Wenn Sie nun das linke Kissen nach unten drücken, hebt sich das rechte; dadurch steigt auch Ihr rechter Arm von ganz alleine, bis Sie den Vorgang umkehren.

2 Versuchen Sie, aufmerksam die unterschiedlichen Spannungsmuster in Ihrer Schulter-Arm-Partie herauszufinden. Wie fühlt es sich an, wenn die eine Seite etwas mehr Spannung hat, die andere wenig? Was ist, wenn Sie die Bewegung umkehren? Die Umlenkrolle hängt nun nicht mehr an der Decke, sondern befindet sich am Boden, und der Arm zieht den anderen nach oben und umgekehrt.

Nachdem Sie nun die Übungsprinzipien erfahren haben, nehmen Sie sich die Zeit und stellen sich wiederum in die Grundposition. Gehen Sie die einzelnen Punkte nochmals kurz durch:

- Fußstellung – Dreieck
- Kniestellung – leicht gebeugt
- Wirbelsäule – aufrecht
- Achselhöhle – geöffnet
- Kopf – entspannt
- Atem – tief und gelöst

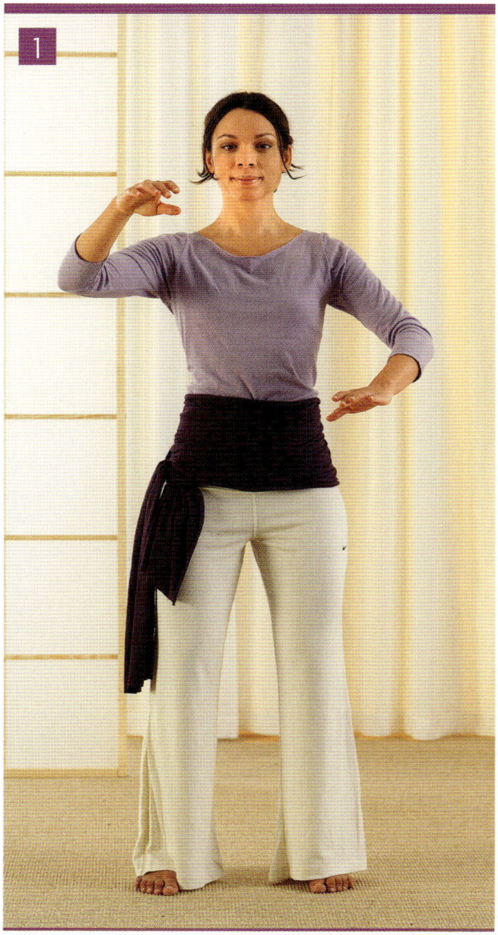

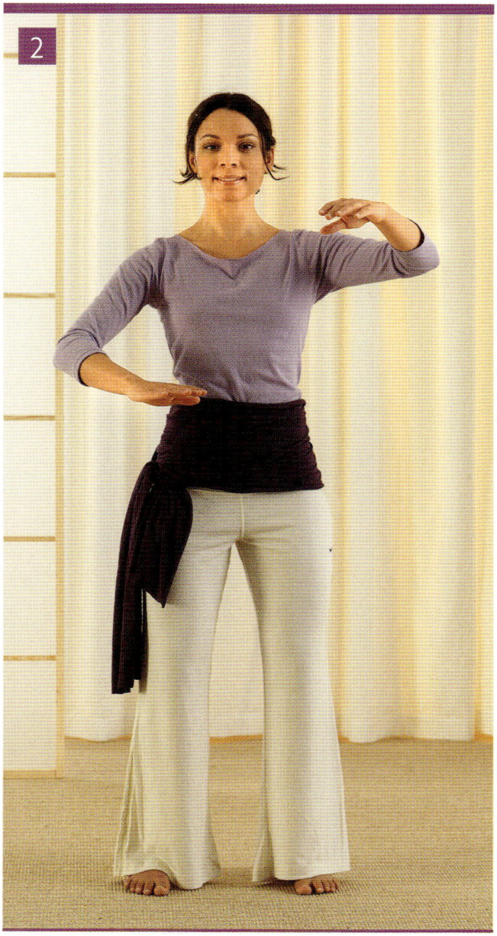

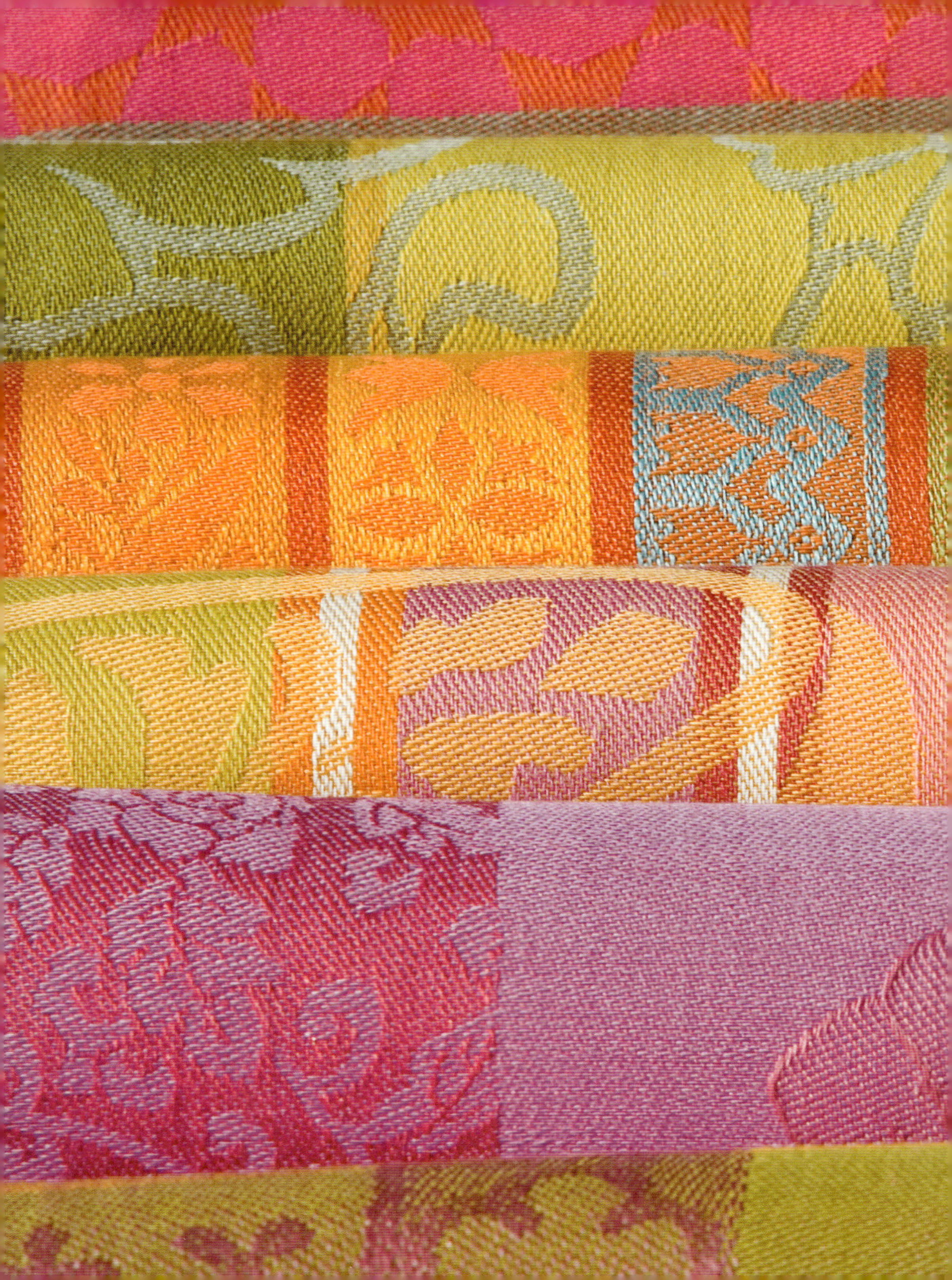

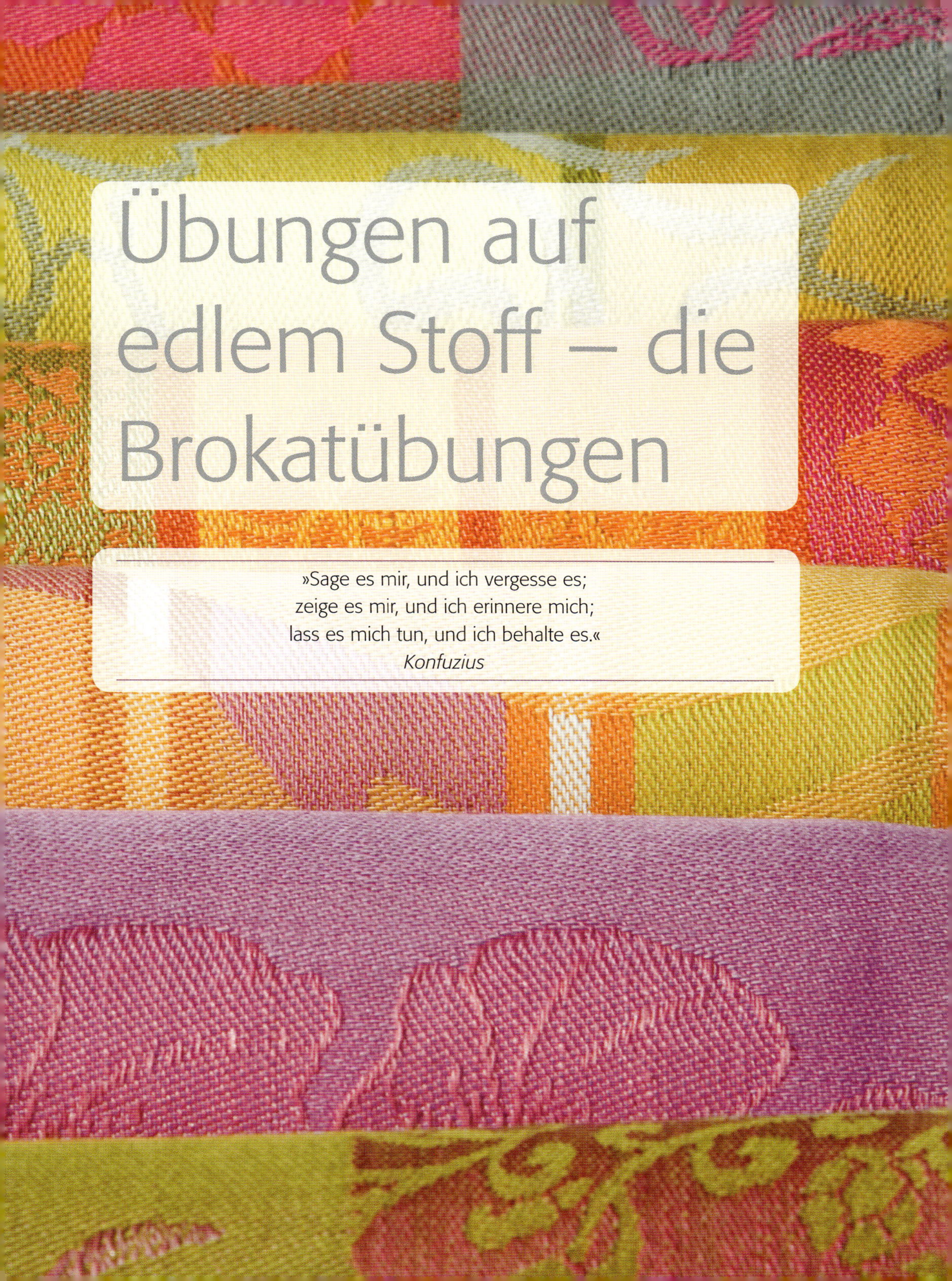

Übungen auf edlem Stoff – die Brokatübungen

»Sage es mir, und ich vergesse es;
zeige es mir, und ich erinnere mich;
lass es mich tun, und ich behalte es.«
Konfuzius

Älteste Bewegungsreihe im Qigong

»Pa tuan chin« oder »Baduanjin«, die »achtfache elegante Bewegungsreihe im Stehen« oder, vereinfacht, die »acht Brokatübungen« gelten als eines der ältesten Übungssysteme des Qigong. Einzelne Übungen finden sich bereits auf tausend Jahre alten Darstellungen aus China. Der Überlieferung nach sind die acht (Pa) Übungen (tuan = Übungsabschnitt) für die Erhaltung der Gesundheit so wertvoll wie der Stoff (chin = Brokat), auf dem sie dargestellt wurden.

Im Laufe der Jahrhunderte wurde dieses Bewegungssystem von einzelnen Lehrern etwas abgewandelt, sodass in der Praxis heute unterschiedliche Ausführungen vermittelt werden.

Der Vorteil dieser acht Übungen liegt darin, dass sie relativ einfach und deshalb leicht zu erlernen sind. Zum Ausführen der Brokatübungen brauchen Sie nicht viel Platz, und bei Bedarf können die Übungen auch im Sitzen durchgeführt werden.

Mit und ohne Kraft

Bei den Brokatübungen unterscheidet man in der Ausführung zwischen einer Form mit Kraftanwendung und einer ohne Kraftanwendung. Mit der Umschreibung »mit Kraftanwendung« wird jedoch die innere Kraft verstanden, d.h., Sie stellen sich den Krafteinsatz in die jeweilige Richtung nur vor.

Übungen aus dem Donggong

Die Brokatübungen werden aufgrund ihrer Ausrichtung dem bewegten Qigong (siehe S. 13) zugeordnet, da sie im hohen Maße dehnende und anspannende sowie drehende und spiralförmige Bewegungen beinhalten, die den gesamten Körper, auch im Sinne der Osteopathie, bewegen und aktivieren. Dadurch erhalten sie einen hohen heilgymnastischen Wert, da Muskeln, Sehnen und Gelenke auf eine sehr sanfte Weise trainiert werden. Insbesondere werden Muskeln angesprochen, die auch mit unseren üblichen Dehn- und Kräftigungsprogrammen eher vernachlässigt werden. Dazu gehören z. B. die folgenden Muskelgruppen:

- Unterarmmuskulatur
- Hals- und Nackenmuskulatur
- Augenmuskulatur

Neben diesen funktionsgymnastischen Effekten entstehen auch anregende Impulse auf das Leitbahnensystem. Die Meridiane werden über die dehnend-anspannenden und kreisförmig-spiraligen Bewegungsimpulse stimuliert und führen so langfristig zu einer Regulierung in den entsprechenden Organsystemen. Der Körper wird für den ungestörten Fluss der Lebenskraft geöffnet.

Verfeinert wird das Ganze noch, wenn es Ihnen gelingt, die Atmung harmonisch in die Bewegungsabläufe einzubinden. In dieser Kombination steht Ihnen nun ein ideales Ausgleichsprogramm zum Alltagsstress zur Verfügung.

Ausführung der Übungen

Wahrscheinlich ist es zunächst recht schwierig für Sie, alle nachfolgenden Anforderungen gleichzeitig zu beachten und umzusetzen. Wenden Sie sich deshalb zu Beginn einem oder zwei Punkten zu und versuchen Sie, diese in die Übungen einfließen zu lassen.

Mit viel Gefühl, ohne allzu große Kraft

Versuchen Sie, von Anfang an mit möglichst wenig Kraft zu üben. Qigong ist kein Kräftigungsprogramm im westlichen Sinne; vielmehr wird über den sanften AnspannungsEntspannungs-Impuls die Muskulatur aktiviert, die Durchblutung und die anderen Systeme werden angeregt.

Schritt für Schritt üben

Unterliegen Sie nicht Ihrem Bestreben, perfekt sein zu wollen, sondern genießen Sie jede Teilbewegung für sich. Versuchen Sie, immer wieder neue Erfahrungen zu sammeln. Nehmen Sie sich die Zeit, denn diese Zeit haben Sie. Qigong ist etwas, was Sie nicht nur heute machen, sondern für die Zukunft.

Außen und innen

Es gibt viele unterschiedliche Vorgaben im Zusammenhang mit den Übungen. Wichtig ist auf jeden Fall, dass die äußeren Bewegungen auch mit Ihrer inneren Befindlichkeit übereinstimmen. Akzeptieren Sie Ihre Grenzen und nehmen Sie die angebotenen Variationen an. Jeder hat seinen eigenen Weg, den er beim Üben beschreitet, und jeder hat seine eigene Endform.

Ruhig, natürlich, fröhlich

Wählen Sie für die Ausführung ein ruhiges Tempo. Die Bewegungen sind in ihrem Verlauf natürlich, d.h., es müssen nicht noch zusätzliche kreative Verfeinerungen vorgenommen werden. Ihr Tun wird von einem inneren Lächeln begleitet. Sie freuen sich, dass Sie etwas Gutes für sich tun.

Atmung ist das Sahnehäubchen

Bei jeder Übung ist ein bestimmter Atemrhythmus vorgegeben. Sehen Sie diese Hinweise zu Beginn als Orientierung und nicht als zwingende Vorgabe. Erfahrungsgemäß stellt sich die Atmung bei entspanntem Üben so ein, wie es im Idealfall sein sollte. Leichter wird es für Sie, wenn Sie nach dem Ausatmen mit den Übungen beginnen. Erst in einer späteren Lernphase ist es sinnvoll, den Atem bewusster einzusetzen.

UNSER RAT

Die Frage des Schuhwerks lässt sich nicht allgemein beantworten. Sie können barfuß oder in Strümpfen üben, sollten aber keine kalten Füße bekommen. Ansonsten können Sie auch Gymnastikschuhe oder leichte Turnschuhe tragen.

Osteopathie im Üben

Osteopathische Aspekte können Sie in das Üben mit einfließen lassen, indem Sie dehnende Impulse aufgreifen und sanft verstärken und die angesprochenen Diaphragmen über eine konzentrierte Aufmerksamkeitslenkung in diese Bereiche bewusst mit einbeziehen.

Von der Sohle bis zum Scheitel

Bevor Sie mit einer Brokatübung beginnen, nehmen Sie sich immer kurz die Zeit, um Ihre Haltung von den Füßen bis zum Scheitel achtsam einzunehmen. Auch während des Übens wird die Aufmerksamkeit zu den Füßen und Knien gelenkt. Der Blick ist immer nach vorne gerichtet, sodass er in etwa 10 Meter Entfernung den Boden trifft.

Bewegung sucht Ruhe

Erfahrungsgemäß werden Sie sich zu Beginn eher etwas zügiger bewegen, als es Ihren Vorstellungen entspricht. Auch in diesem Punkt nehmen Sie sich die Zeit für diese Umstellung. Für viele ist es nicht einfach, denn unser tägliches Leben ist genau konträr dazu: «Mach schnell« oder »beeil dich« sind bekannte Antreiber. »Lass dir Zeit« oder »nimm dir die Zeit« kommen im Alltag eher selten vor. »Sehen Sie es als ein Spiel, wie langsam kann ich mich heute bewegen, ohne unruhig dabei zu werden, und genießen Sie diesen Moment. Auch eine häufig gestellte Frage passt hierzu: »Wäre es nicht besser, mit Musik zu üben?« Nein – lauschen Sie nach innen.

Die Übungspraxis

Wie oft Sie die Übungen machen und ob Sie immer alle acht Übungen durchführen, hängt im Wesentlichen von Ihren Bedürfnissen ab. Grundsätzlich ist es sinnvoll, im Sinne der Ganzheitlichkeit immer das gesamte Bewegungssystem zu üben. Es ist aber ohne Weiteres auch »erlaubt«, einzelne Sequenzen aus dem Gesamten herauszulösen und durchzuführen. Doch immer nur Torschüsse zu üben, Tennisbälle gegen eine Wand oder Golfbälle von der Driving Range zu schlagen ist kein richtiges Spiel. Zu einem richtigen Spiel gehört alles – und so ist es auch bei den acht Brokatübungen.

Regelmäßiges, tägliches Üben mit vier bis acht Wiederholungen pro Übung bringt Sie mit Sicherheit weiter. Geschieht dies aber an manchen Tagen mit Widerwillen, ist die Gefahr gegeben, ganz aufzuhören. Wählen Sie an solchen Tagen etwas aus Ihrem bisherigen Übungsprogramm aus und gönnen Sie sich diese Sequenz von Herzen.

Wann Sie nicht üben sollten

Grundsätzlich gelten nur sehr wenige Ausnahmen. So ist bei extremen Witterungsbedingungen, beispielsweise bei einem Gewitter, vom Üben abzuraten, damit Sie sich dabei keinen negativen Einflüssen aussetzen.

Bei schweren psychischen Krisen ist es ratsam, nur unter Anleitung eines erfahrenen Qigong-Lehrers zu üben.

Frauen können während der Schwangerschaft oder der Menstruation weiterüben, sollten allerdings aufmerksam die Reaktionen ihres

Körpers wahrnehmen und gegebenenfalls im Sitzen üben. Auch hier bietet das individuelle Wohlbefinden eine wichtige Orientierungshilfe. Das Gleiche gilt für chronische Erkrankungen.

Grundstellungen

Die Brokatübungen werden in unserer Form in drei Grundstellungen der Füße durchgeführt.

Grundstellung Bär

1 Bei der 1., 3., 4. und 6. Brokatübung stehen die Füße in der schon bekannten Grundhaltung hüft- bis schulterbreit.

Grundstellung Pferd

2 Für die 2., 5. und 7. Brokatübung werden die Füße maximal doppelt so breit und leicht nach außen gestellt. Da dies sehr anstrengend sein kann, empfehlen wir, die Breite und Tiefe so zu wählen, dass sie sich zwar von der ersten unterscheidet, aber trotzdem noch gut zu bewältigen ist. Stellen Sie sich vor, wie vom Becken eine sanfte Stabilität ausgeht.

Grundstellung Adler

3 Die letzte Brokatübung wird in der schmalen Fußposition durchgeführt; dazu die Füße etwa drei Fingerbreit auseinanderstellen.

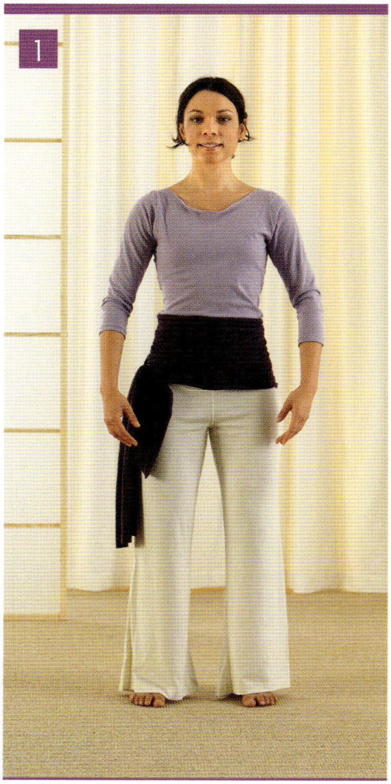

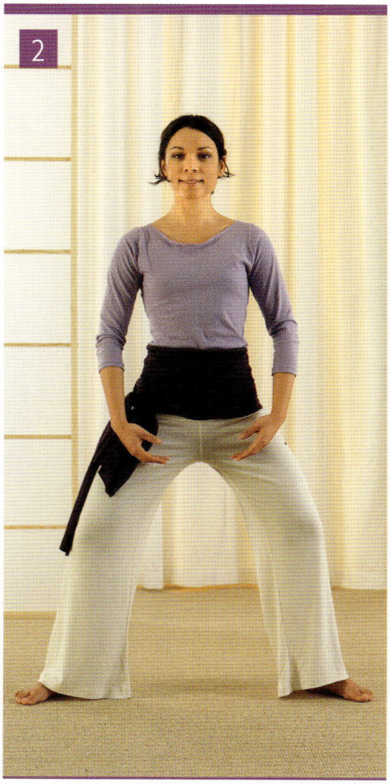

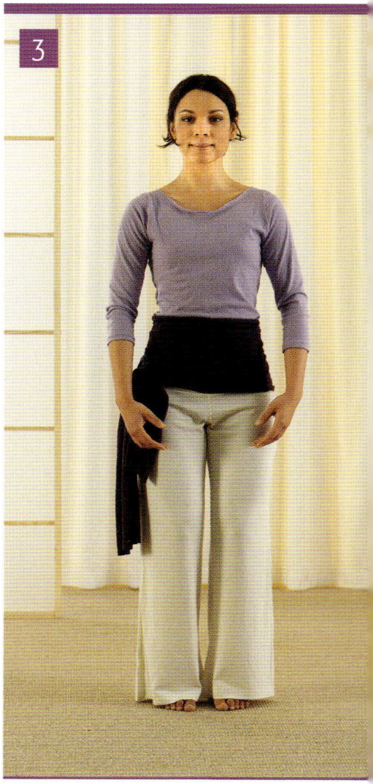

1. Brokatübung

»Mit den Händen den Himmel stützen, um den dreifachen Erwärmer zu regulieren«

Dies kann die Übung bewirken

- Sie bereitet auf die nachfolgenden Übungen vor.
- Sie macht die Schultern und Sprunggelenke beweglich.
- Sie aktiviert die Atmung durch eine Dehnung im Brustkorb.
- Sie verbessert das Gleichgewicht.
- Sie stärkt die Stoffwechselaktivität der Verdauungsorgane. Um diesen Effekt noch zu verstärken, empfehlen wir zusätzlich die osteopathische Übung für den Dünndarm (siehe S. 45).

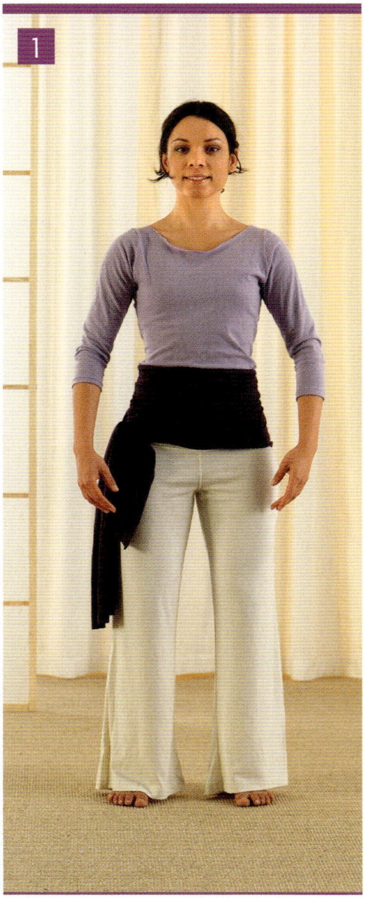

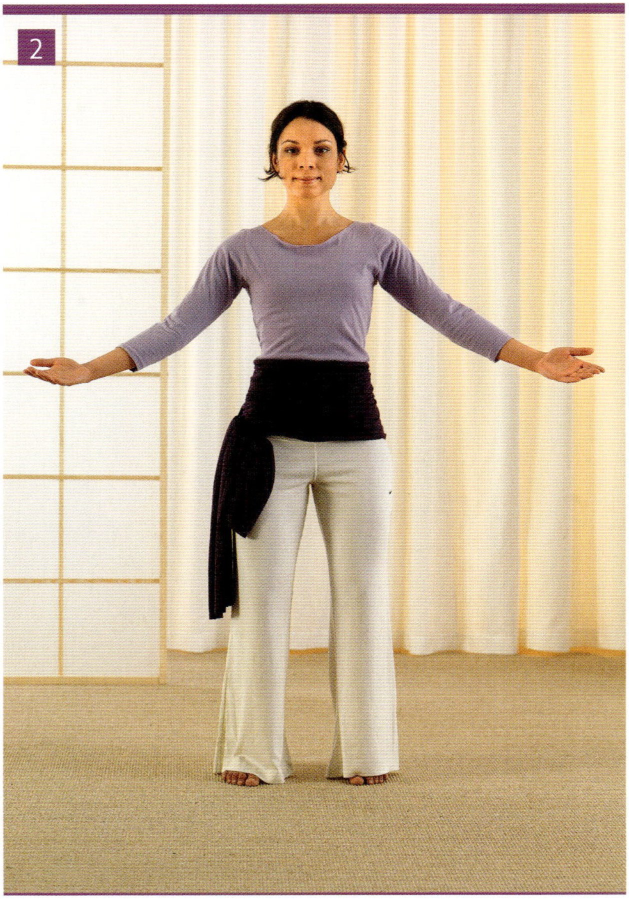

Übungsablauf

1 Nehmen Sie die Grundstellung »Bär« ein (siehe S. 77).

2 Einatmend lassen Sie die Arme langsam über die Seite nach oben steigen. Spreizen Sie Zeigefinger und Daumen während der Bewegung sanft, bis sich die Hände über dem Scheitel ineinanderschieben. Die Beine verändern sich nicht.

3 Die Handflächen zeigen zum Kopf. Die Arme beschreiben die Form eines Kreises. Lassen Sie die Hände nun langsam zum Scheitel sinken und ziehen Sie die Ellenbogen sanft zurück, ohne die Schulterblätter zusammenzuziehen. Atmen Sie währenddessen aus.

4 Sinken Sie mit dem Ausatmen noch etwas mehr in den Knien ein. Die Füße behalten während der gesamten Übung ihren festen Kontakt zum Boden.

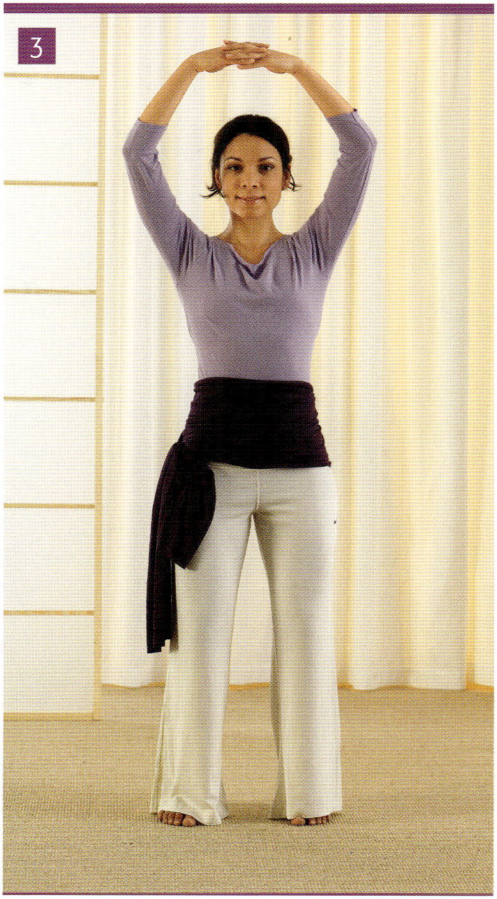

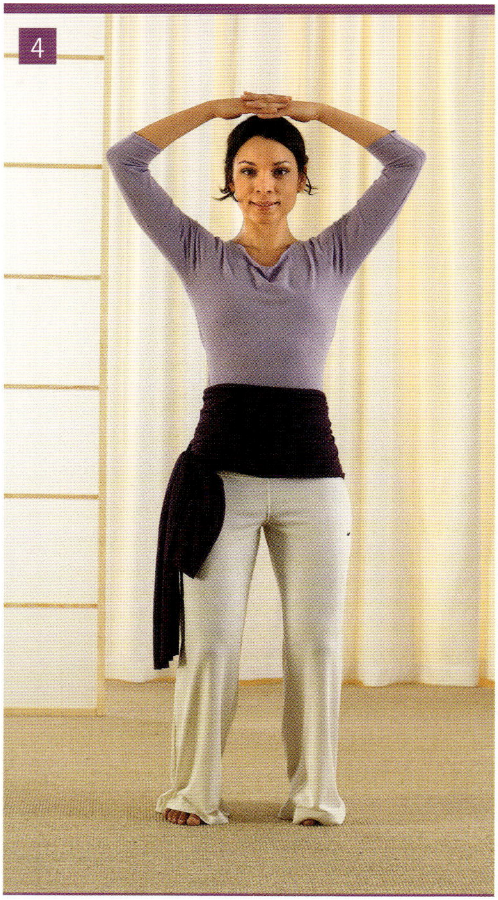

5 Drehen Sie mit dem Einatmen die Handflächen nach oben und strecken Sie – ohne großen Kraftaufwand! – den Körper, d. h. Arme und Beine, bis sich die Fersen vom Boden lösen. Lösen Sie nun die Hände, die Füße suchen wieder einen festen Stand.

6 Bewegen Sie die Arme über außen in die Ausgangsposition zurück und sinken Sie gleichzeitig wieder ganz entspannt etwas in den Knien ein.

Bitte beachten Sie

7 Wenn Sie Schulterbeschwerden oder eine deutliche Bewegungseinschränkung in diesem Bereich haben, strecken Sie die Arme nicht so weit nach oben bzw. alternativ schräg nach vorne oben. In diesem Augenblick stellen Sie sich die Originalbewegung der Arme vor, auch wenn Sie sie nicht ausführen. Zusätzlich empfehlen wir die osteopathische Übung für den oberen Brustkorb (siehe S. 40).

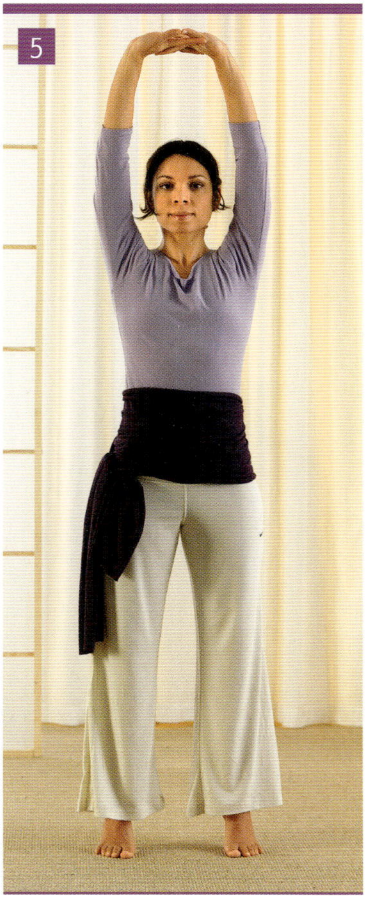

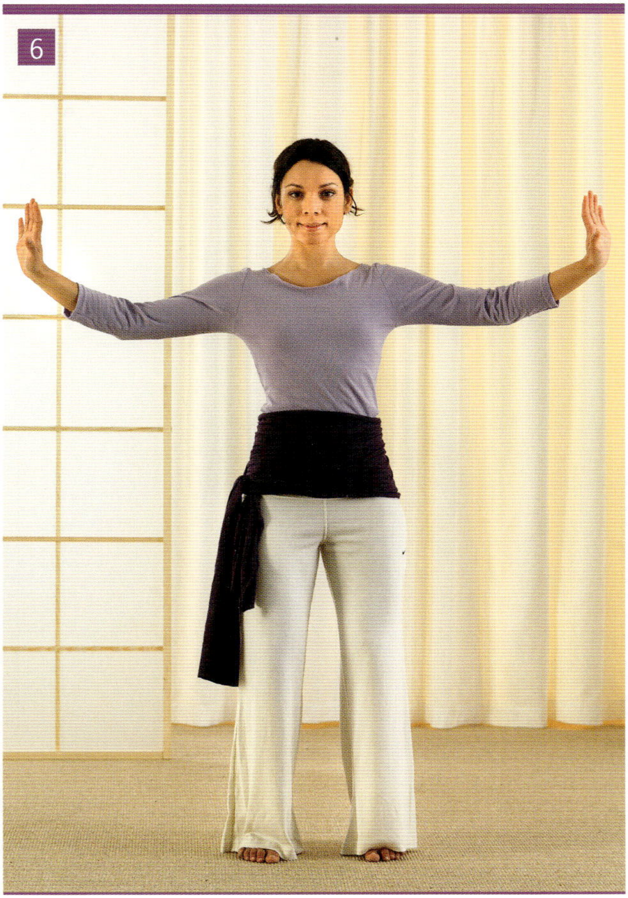

- Wenn Sie in der gestreckten Position immer einen kleinen Ausfallschritt nach vorne machen müssen, sollten Sie die Fersen nicht so weit vom Boden lösen.
- Denken Sie daran: Stützen beginnt immer in den Füßen. Sie ziehen sich nicht über die Arme nach oben. Die Aufmerksamkeit bleibt mehr bei Ihrem Atem.

Kurzversion zur Selbstanleitung

1. Grundstellung »Bär«
2. Sammeln*; »Steigen und Sinken«
3. Arme über außen nach oben – einatmen
4. Knie gebeugt lassen
5. Hände ineinander – sinken lassen, Ellenbogen zurück – ausatmen
6. Den Himmel stützen – einatmen
7. Öffnen – Arme in Schulterhöhe, einsinken – ausatmen
8. 4- bis 8-mal wiederholen
   Den Himmel sanft stützen und zur Erde zurückkehren

* Sammeln bedeutet, sich bewusst der Verwurzelung, der Aufrichtung und der Zentrierung zuzuwenden. Lassen Sie auch die restlichen Übungsprinzipien immer wieder in die Übungen einfließen.

Version auf dem Sitzball

8 Die Version im Sitzen ist als Alternative für eine kleine Pause zwischendurch während der Arbeitszeit im Büro oder bei schwächerer körperlicher Verfassung gedacht, wenn langes Stehen zu anstrengend wird. Sie wird hinsichtlich der Armbewegung genauso ausgeführt wie im Stehen. Die Füße behalten immer Kontakt zum Boden.

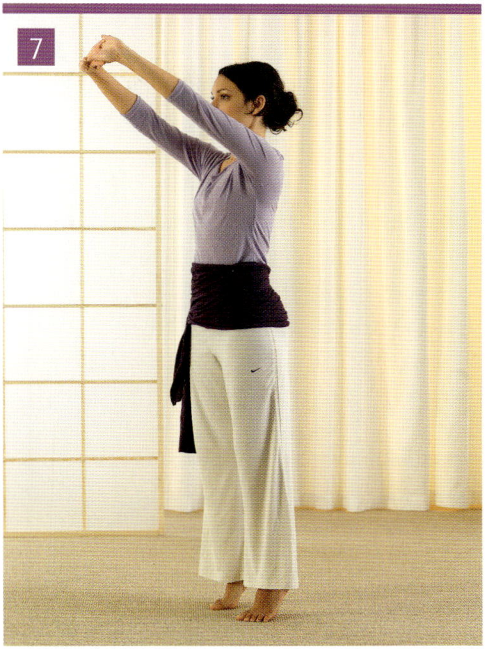

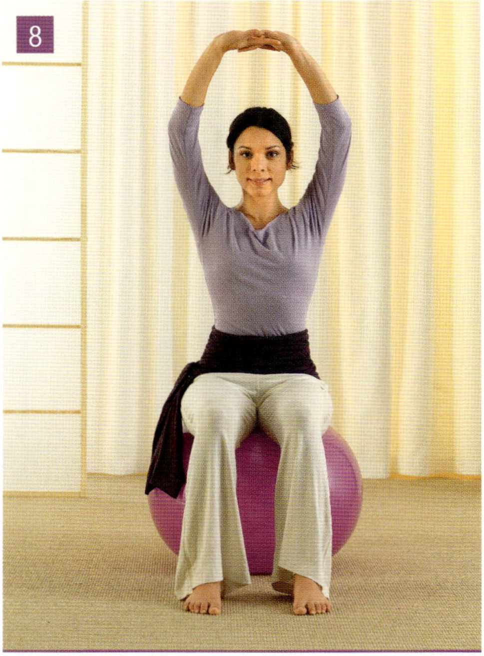

2. Brokatübung

»Den Bogen nach rechts und links spannen und auf den Adler zielen«

Dies kann die Übung bewirken

- Die 2. Brokatübung baut vegetative Störungen ab.
- Sie vermindert Schlafstörungen.
- Sie kräftigt die Hüft- und Beinmuskulatur.
- Sie verbessert die Beweglichkeit in der Halswirbelsäule.
- Sie dehnt und aktiviert die Unterarmmuskulatur.
- Sie entspannt die Augenmuskulatur.
- Denken Sie an das Dreieck!
- Bevor Sie mit dem eigentlichen Üben beginnen, spüren Sie bewusst in Ihre Füße. Beide Füße stehen fest auf dem Boden.

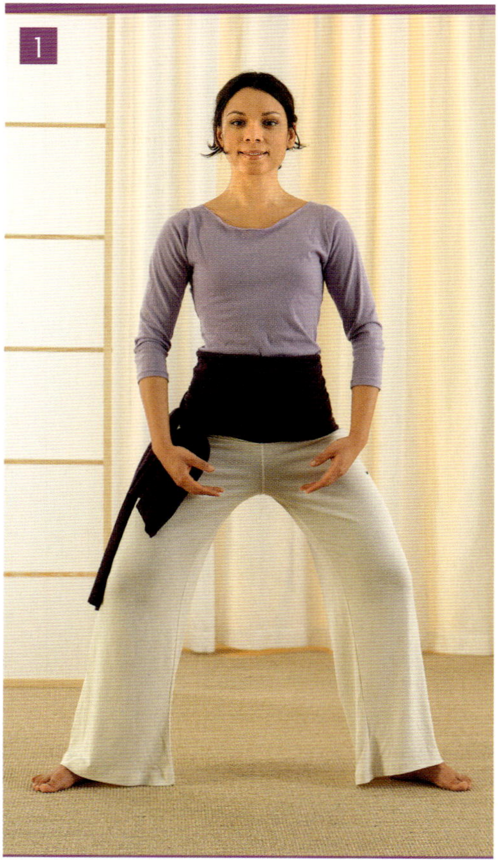

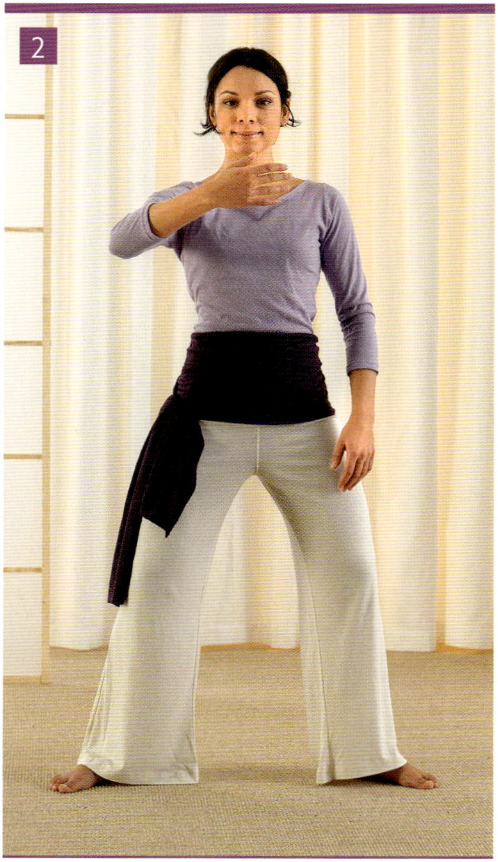

Übungsablauf

Es hat sich bewährt, diese Sequenz zunächst in Einzelbewegungen zu lernen.

1 Nehmen Sie die Grundstellung »Pferd« ein (siehe S. 77).

2 Bogenhand: Halten Sie den rechten Arm in Brusthöhe und schauen Sie in die rechte Handfläche, als würden Sie in einen kleinen Taschenspiegel blicken.

3 Die Hand bewegt sich in einem Bogen zur Seite, Sie schauen ihr hinterher, indem Sie den Kopf mitdrehen.

4 Drehen Sie im letzten Moment die Handfläche nach außen. Zeigefinger und Daumen bilden ein »V«, die restlichen Finger werden im mittleren Fingergelenk gebeugt. Die Hand steht senkrecht. Bewegen Sie den Arm auf demselben Weg wieder zur Mitte zurück. Wiederholen Sie die Bewegung mehrmals für beide Arme.

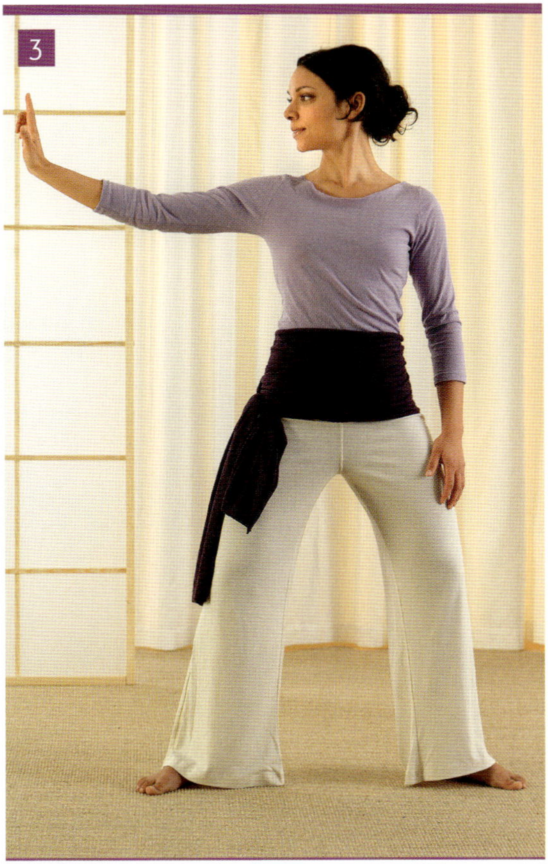

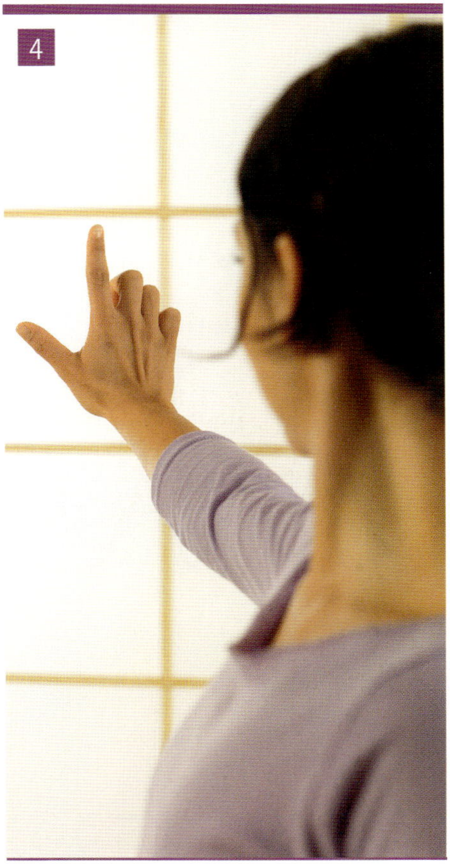

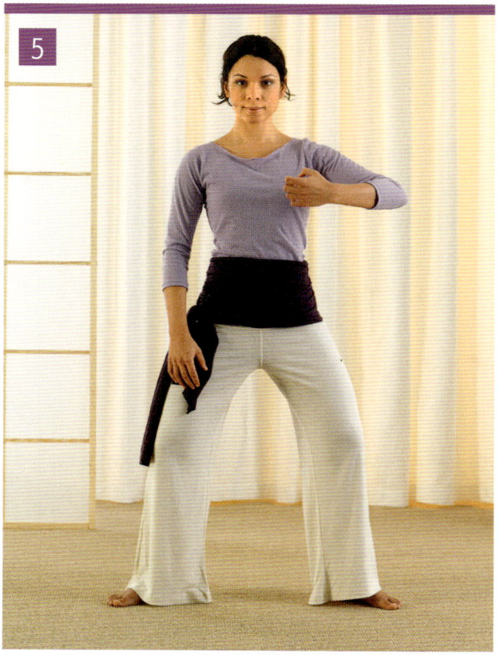
5

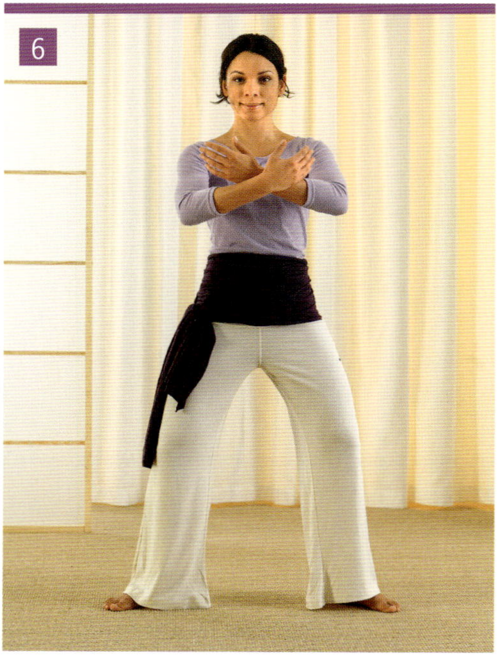
6

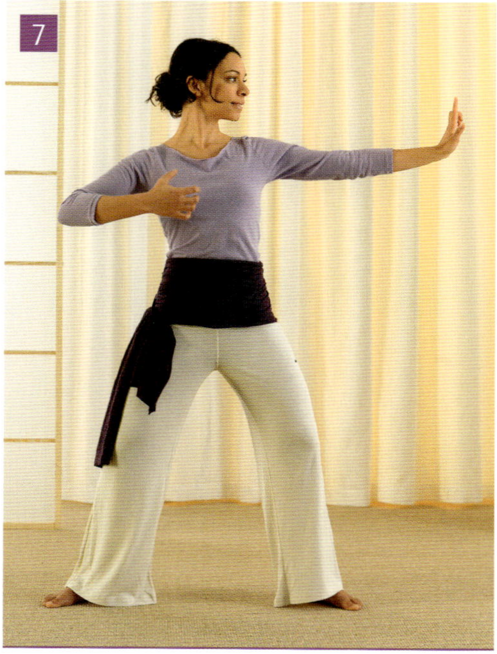
7

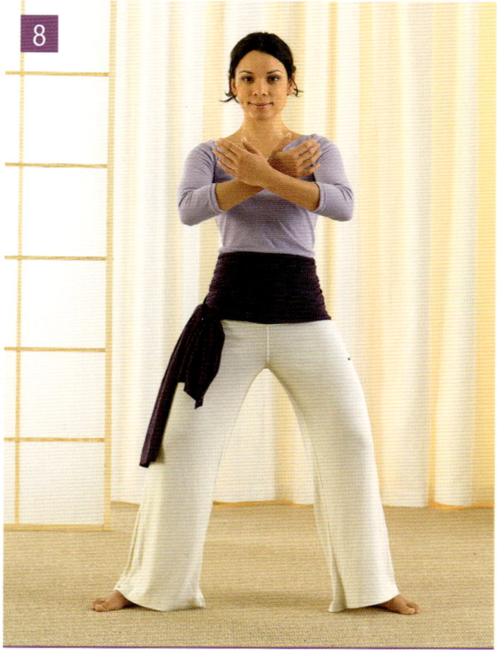
8

5 Sehnenhand: Der linke Arm befindet sich ebenfalls in Brusthöhe. Er bewegt sich vor die rechte Brust, die Hand »greift« dort eine Bogensehne und spannt diese zur linken Seite, indem Sie den Ellenbogen nach außen ziehen.

Führen Sie diese Bewegung mehrmals alleine für beide Arme durch.

6 Gesamtbewegung: Kreuzen Sie mit dem Ausatmen die Arme in Brusthöhe im Bereich der Handgelenke – linke Hand innen, rechte Hand außen –, sodass noch ein Luftballon auf den Unterarmen liegen könnte.

7 Die linke Hand ist die Bogenhand und bewegt sich mit dem Einatmen in Schulterhöhe nach außen, die rechte Hand spannt den Bogen. Der Blick geht durch das »V« in die Ferne.

8 Atmen Sie aus und lösen Sie die Spannung auf. Die linke Hand kehrt auf demselben Weg wieder zur Mitte zurück, die rechte Hand kommt ihr entgegen und legt sich von innen auf das linke Handgelenk, sodass sich nun die linke Hand außen befindet. Damit wird die rechte Hand zur Bogenhand. Die Bewegung beginnt nun zur anderen Seite.

Bitte beachten Sie

9 Der Ellenbogen sollte nicht überstreckt sein. Die Hand steht senkrecht und befindet sich maximal auf Schulterhöhe. Der Oberkörper wird nicht nach hinten gedreht.

- Wenn Sie Probleme mit der Beweglichkeit in der Halswirbelsäule haben, drehen Sie den Kopf nur so weit, wie es für Sie angenehm ist. In diesem Fall passen Sie die Armbewegung dieser Veränderung an. Zusätzlich empfehlen wir Ihnen dann die osteopathische Übung für den oberen Brustkorb (siehe S. 40).
- Wenn Sie im Anschluss an die Übung Verspannungen im Bereich des oberen Rückens verspüren, üben Sie zukünftig mit weniger Anspannung und achten Sie darauf, dass Sie die Schultern nicht hochziehen bzw. die Schulterblätter nicht zusammenziehen.
- Sie können die Übung auch ausführen, wenn Sie schwanger sind; allerdings sollten Sie die Übungsintensität und die Dauer dann an Ihre momentane Verfassung anpassen. Sie stehen nicht so breit und tief oder führen die Übung im Sitzen aus.

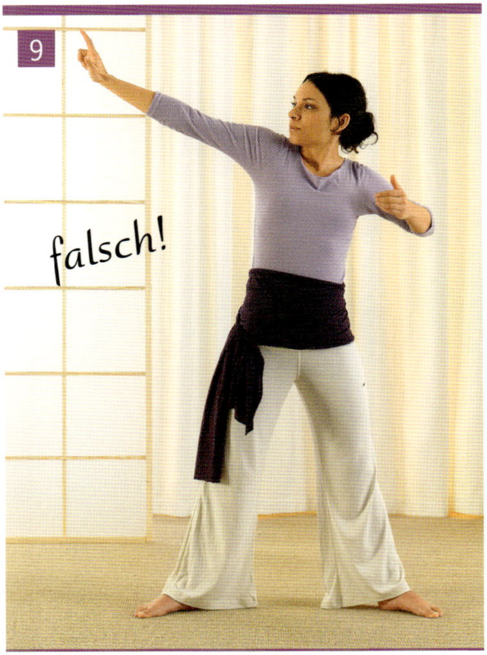

UNSER RAT

Der Ellenbogen bewegt sich nach außen, nicht nach hinten und nicht nach oben. Die Hand bleibt vor der jeweiligen Brustpartie, nicht vor dem Schultergelenk.

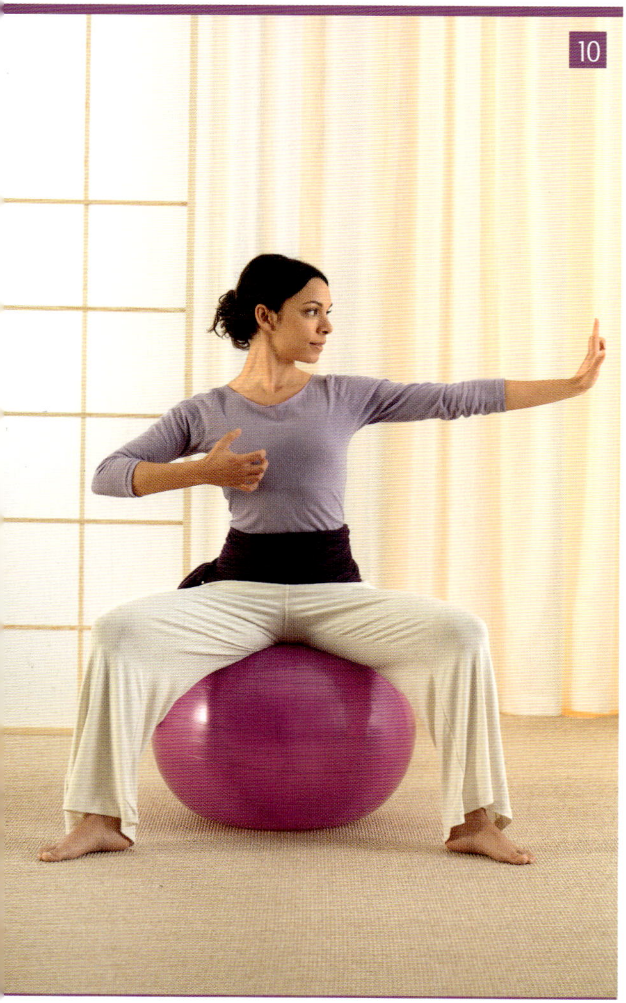

Kurzversion zur Selbstanleitung

1. Grundstellung »Pferd«
2. Sammeln; »Öffnen und Schließen«
3. Ausatmen, Arme in Brusthöhe, linke Hand innen, rechte Hand außen, Handgelenke gekreuzt
4. Linke Hand nach außen, Zeigefinger und Daumen »V«, Bogen spannen mit rechts – dabei einatmen
5. Loslassen, in einem weiten Kreisbogen zur Mitte zurück – dabei ausatmen
6. Rechte Hand innen, linke Hand außen, Handgelenke gekreuzt
7. 4- bis 8-mal wiederholen

   Den Bogen weich spannen, das Ziel anvisieren, zur Mitte zurückkehren

Version auf dem Sitzball

Die Version im Sitzen ist als Alternative für das Büro oder bei schwächerer körperlicher Verfassung gedacht, wenn langes Stehen zu anstrengend wird.

10 Sie wird hinsichtlich der Armbewegung genauso ausgeführt wie im Stehen. Die Füße behalten immer Kontakt zum Boden.

Anmerkung: Die Brokatübungen können als ein geniales Ausgleichsprogramm für Menschen an Bildschirmarbeitsplätzen gesehen werden. Bei dieser zweiten Übung werden zum Beispiel viele Bereiche aktiviert oder beweglich gemacht – Augen, Halswirbelsäule, Schultern, Unterarm. Darüber hinaus fördert das Üben die Entspannung und die Ausgeglichenheit. Deshalb unsere Anregung: Üben Sie auch einmal abends und vergleichen Sie Ihren Schlaf mit dem an anderen Tagen.

3. Brokatübung

»Milz und Magen stärken, indem man die Arme einzeln hebt«

Dies kann die Übung bewirken

- Sie macht die Handgelenke und Schultern beweglich.
- Sie dehnt die seitliche Rumpfpartie.
- Sie stimuliert die Organe im Oberbauch.
- Sie fördert die Verdauungsfunktion.
- Sie verbessert die Befindlichkeit.
- Sie unterstützt die Zwerchfellaktivität. Um diesen Effekt noch zu verstärken, empfehlen wir die osteopathische Übung für das Zwerchfell (siehe S. 43).

Übungsablauf

1 Nehmen Sie die Grundstellung »Bär« ein (siehe S. 77).

2 Lassen Sie mit dem Ausatmen die Arme bis auf Brusthöhe nach oben steigen. Die Arme sind rund.

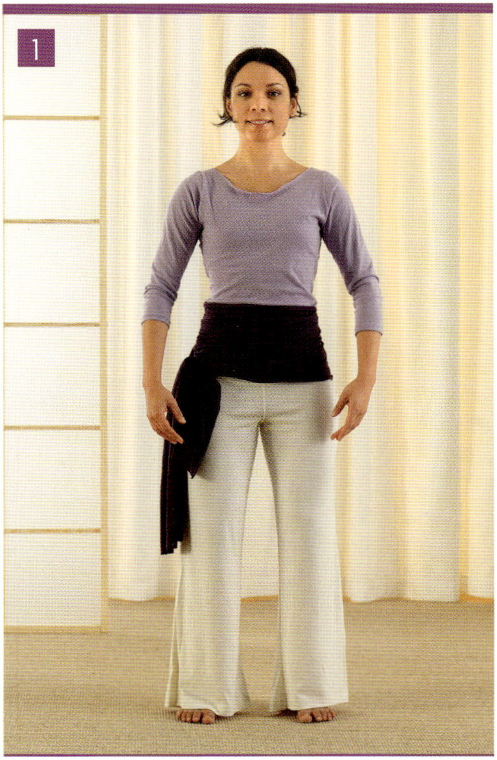

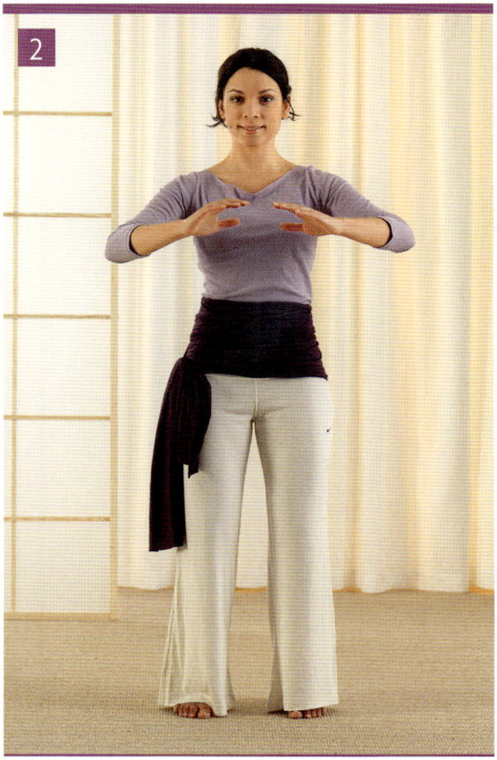

3 Der linke Arm bewegt sich mit dem Einatmen auf einer Kreisbahn nach oben, der rechte auf einer Kreisbahn nach unten. Halten Sie die obere Hand so, als ob Sie gegen die Sonne schauen wollen; die Handfläche zeigt dabei nach oben. Üben Sie einen sanften Zug nach oben aus, als ob Sie die linke Rumpfseite leicht dehnen würden. Mit der rechten Hand drücken Sie in Ihrer Vorstellung sanft einen Ball unter die Wasseroberfläche; versuchen Sie, dabei die Schulter mit nach unten zu ziehen. Beide Ellenbogen sollten nicht durchgestreckt sein.

4 Mit dem Ausatmen kehren die Arme in die Ausgangsposition zurück und wechseln die Bewegungsrichtung.

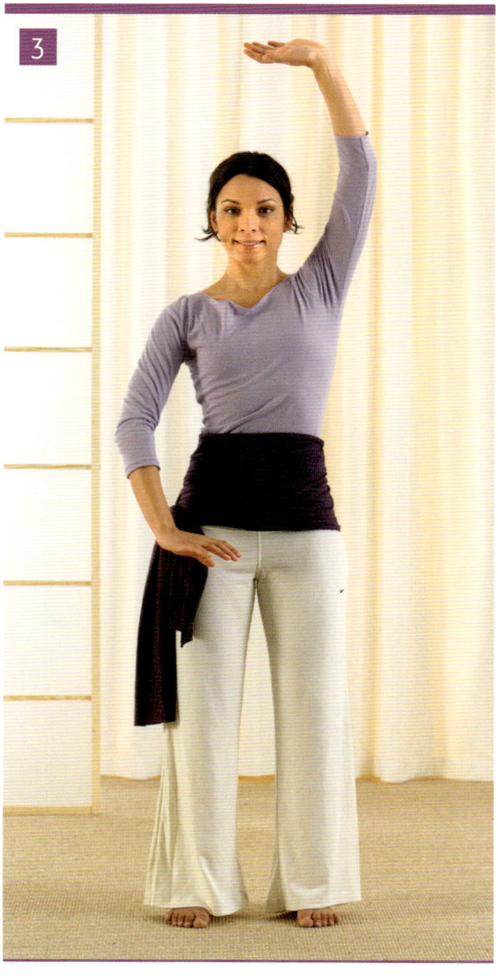

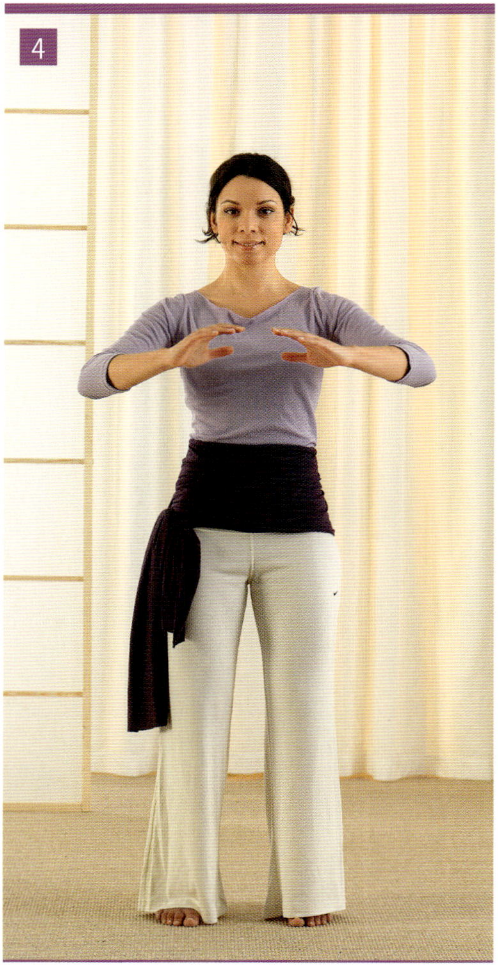

Bitte beachten Sie

- Wenn Sie Schulterbeschwerden oder eine deutliche Bewegungseinschränkung in diesem Bereich haben, heben Sie die Arme nur so weit an, wie es schmerzfrei für Sie möglich ist.
- Stellen Sie sich wieder die Originalbewegung vor.
- Beachten Sie das Prinzip »Steigen und Sinken«.
- 1/3 der Aufmerksamkeit und Kraft ist nach oben gerichtet, 2/3 nach unten.
- Die Aufmerksamkeit ist dabei jeweils in dem Fuß, zu dem die untere Hand zeigt.

Kurzversion zur Selbstanleitung

1. Grundstellung »Bär«
2. Sammeln; »Rundheit«
3. Ausatmen, Arme rund in Brusthöhe
4. An einem gedachten Torbogen entlang einen Arm nach oben ziehen, Hand gegen die Sonne drehen – den anderen Arm gleichzeitig an einem Bogen entlang nach unten, einen Ball unter Wasser halten – dabei einatmen
5. Zur Ausgangsposition zurück – dabei ausatmen
6. 4- bis 8-mal wiederholen
   Kontakt mit Himmel und Erde aufnehmen, zur Mitte zurückkehren

Version auf dem Sitzball

5 Die Version im Sitzen ist als Alternative für das Büro oder bei schwächerer körperlicher Verfassung gedacht, wenn langes Stehen zu anstrengend wird. Die Übung wird hinsichtlich der Armbewegung genauso ausgeführt wie im Stehen. Die Füße behalten während der gesamten Übung Kontakt zum Boden.

UNSER RAT

Sehen Sie nicht der Hand nach oben nach, der Blick bleibt nach vorne gerichtet. Mit dem Ausatmen kehren die Hände gleichzeitig in die Ausgangsposition zurück. Richten Sie die Konzentration mehr auf die untere als auf die obere Hand.

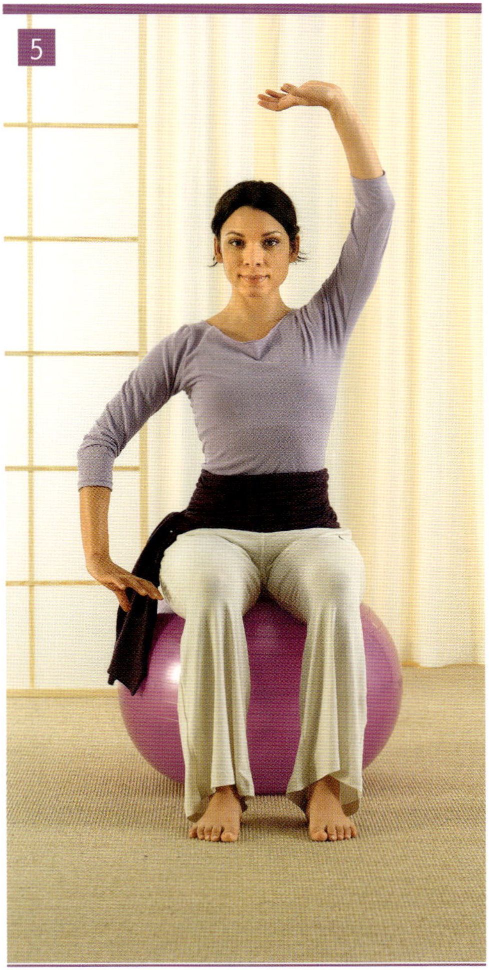

4. Brokatübung

»Nach hinten schauen auf die fünf Übertreibungen und die sieben schädlichen Einflüsse«

Als die fünf Übertreibungen oder Überanstrengungen werden zu langes Sehen, zu langes Liegen, zu langes Sitzen, zu langes Stehen und zu langes Gehen angesehen. Sehen Sie Parallelen zu Ihrem Alltag? Zu den sieben schädlichen Einflüssen zählen: Überessen, übermäßiger Zorn, Feuchtigkeit, kalte Getränke, häufige Angst, zu viel grübeln, nachdenken über seelische Belastungen und extreme Witterungseinflüsse wie Wind, Kälte oder Hitze. Diese Einflüsse wirken sich negativ auf die Organsysteme aus.

Dies kann die Übung bewirken

- Die 4. Brokatübung fördert die Durchblutung des Gehirns.
- Sie verbessert die Beweglichkeit in der Halswirbelsäule.
- Sie aktiviert die Augenmuskulatur.
- Sie baut Verspannungen ab.

UNSER RAT

Die Kunst bei dieser Übung besteht darin, Arm- und Kopfbewegung so aufeinander abzustimmen, dass sie gemeinsam immer an den Endpunkten ankommen. Ziehen Sie die Schultern während der Übung sanft nach unten.

Übungsablauf

1 Nehmen Sie die Grundstellung »Bär« ein (siehe S. 77).

2 Heben Sie mit dem Einatmen die Arme mit den Handflächen nach oben auf Schulterhöhe an.

3 Drehen Sie die Handflächen nach unten und lassen Sie die Arme wieder sinken. Drehen Sie gleichzeitig den Kopf nach links und atmen Sie aus. Der Blick geht über die Schulter nach hinten unten zum Boden, als ob Sie leicht verärgert wären.

Drehen Sie bewusst die Arme neben der Hüfte und ziehen Sie sie wieder nach oben; dabei entspannt sich der Blick wieder, und der Kopf wird langsam nach vorne gedreht. Führen Sie die gleiche Bewegung zur anderen Seite aus.

Bitte beachten Sie

- Wenn Sie zu den vielen Menschen gehören, denen es schwerfällt, den Kopf schmerzfrei endgradig zu drehen, dann empfehlen wir Ihnen unsere osteopathische Übung für den oberen Brustkorb (siehe S. 40).
- Wenn Schwindel oder Übelkeit auftreten, schränken Sie die Bewegung des Kopfes und der Augen ein. Erfahrungsgemäß neigen viele Ausführende bei dieser Übung dazu, die Luft anzuhalten; achten Sie deshalb auf einen entspannten Fluss Ihrer Atmung.

Achten Sie auch darauf, dass Sie den Oberkörper nicht mitdrehen.

- In dem Moment, wo Sie über die Schulter zurückblicken, gehen Sie mit Ihrer Aufmerksamkeit in den gegenüberliegende Fußsohle.

Kurzversion zur Selbstanleitung

1. Grundstellung »Bär«
2. Sammeln; »Gleichmäßigkeit«
3. Mit den Händen eine schöpfende Bewegung ausüben, die Arme nach oben treiben lassen – dabei einatmen

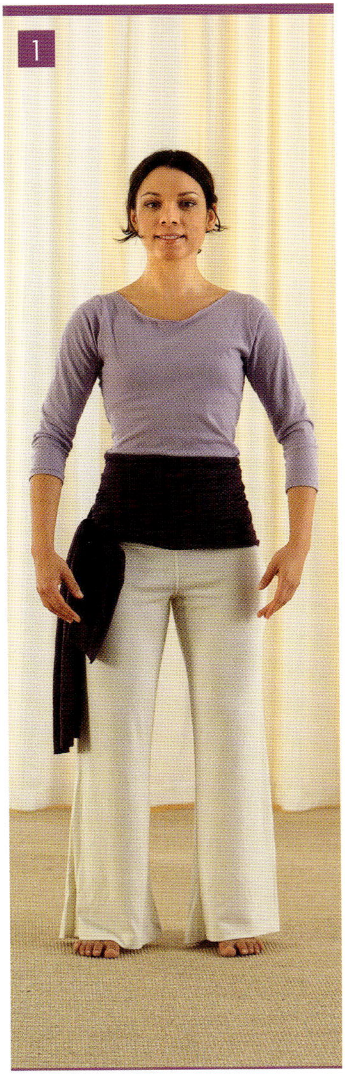

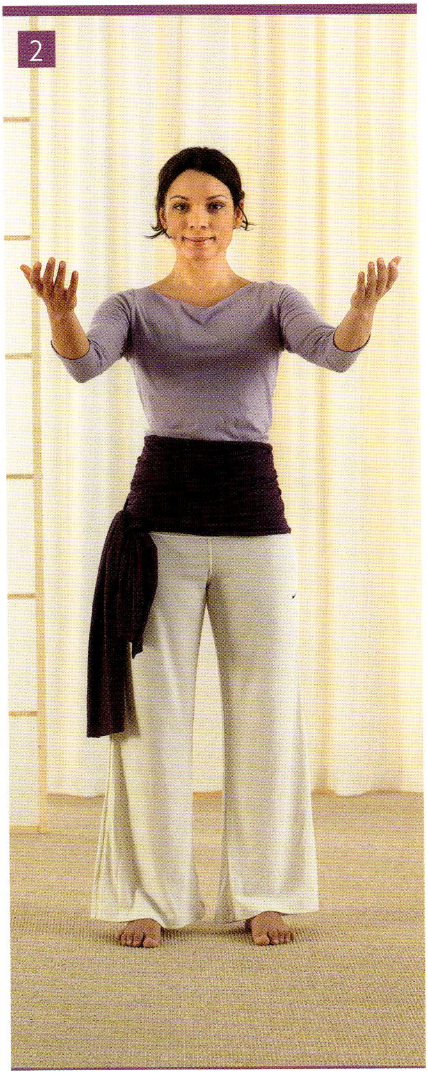

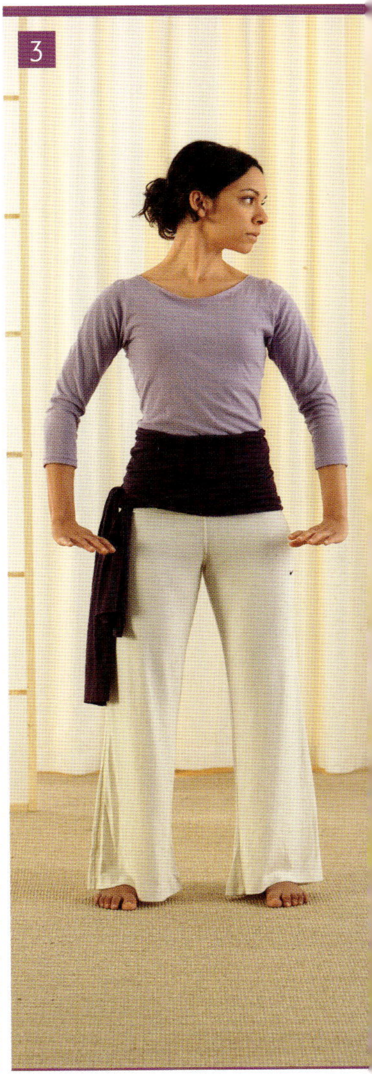

4. Handflächen nach unten drehen, Arme sinken lassen, Kopf drehen, Blick nach hinten unten – dabei ausatmen
5. Mit den Händen schöpfen und Arme wieder nach oben ziehen, Kopf zur Mitte zurück, Blick nach vorne
6. Zur anderen Seite durchführen
7. 4- bis 8-mal wiederholen

   Mit einer gewissen Verachtung nach hinten schauen, zufrieden und entspannt nach vorne

Version auf dem Sitzball

4 Die Version im Sitzen ist als Alternative für das Büro oder bei schwächerer körperlicher Verfassung gedacht, wenn langes Stehen zu anstrengend wird. Die Übung wird hinsichtlich der Armbewegung genauso ausgeführt wie im Stehen. Die Füße behalten während der gesamten Übung Kontakt zum Boden. Achten Sie auch hier immer auf eine entspannte Ausführung.

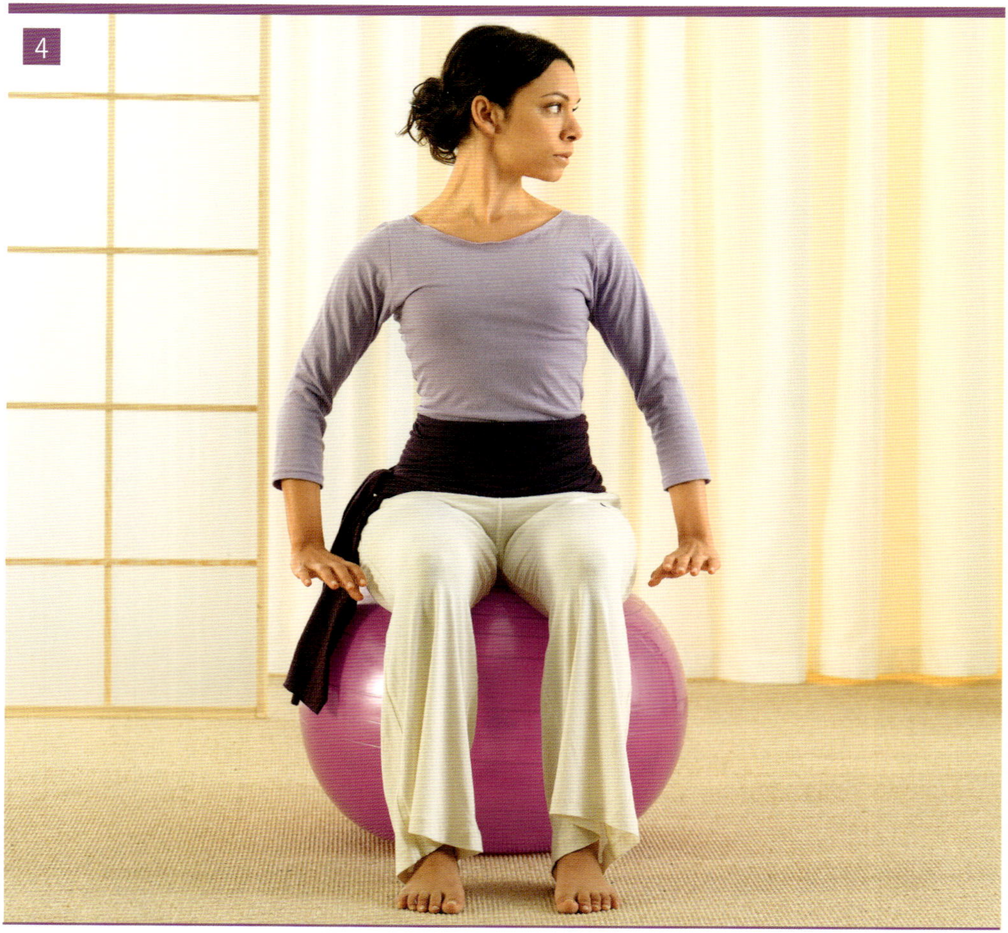

5. Brokatübung

»Mit dem Kopf nicken und dem Schwanz wedeln, um das Feuer aus dem Herzen zu vertreiben«

Dies kann die Übung bewirken

- Sie stabilisiert den unteren Rücken.
- Sie kräftigt die Beinmuskulatur.
- Sie verbessert die Beweglichkeit in der Brustwirbelsäule.
- Sie löst nervöse Spannungen.
- Sie harmonisiert das Zusammenspiel von Zwerchfell- und Beckenbodendiaphragma. Zusätzlich empfehlen wir dazu die passende osteopathische Übung für das Zwerchfell und den Beckenboden (siehe S. 43 und S. 51).

Übungsablauf

1 Nehmen Sie die Grundstellung »Pferd« ein (siehe S. 77).

2 Sumoringer: Die Hände liegen auf dem Oberschenkel, der Daumen weist nach außen, die vier Finger nach innen.

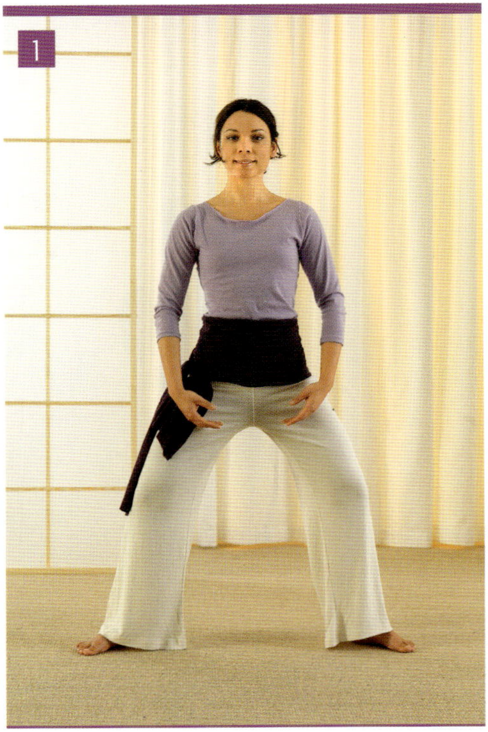

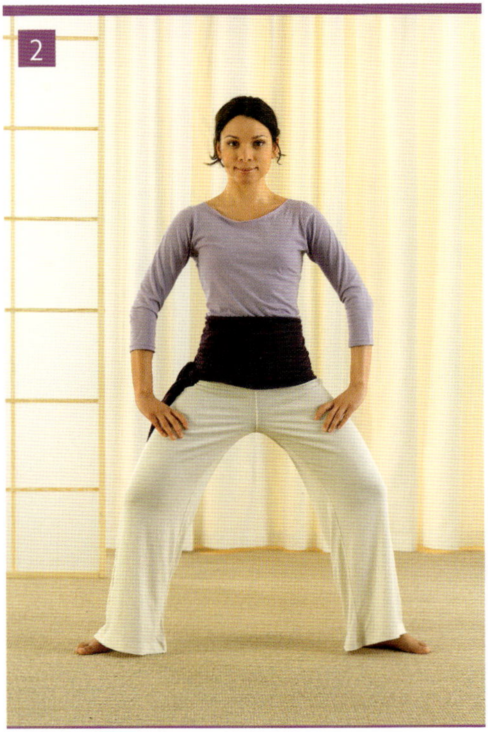

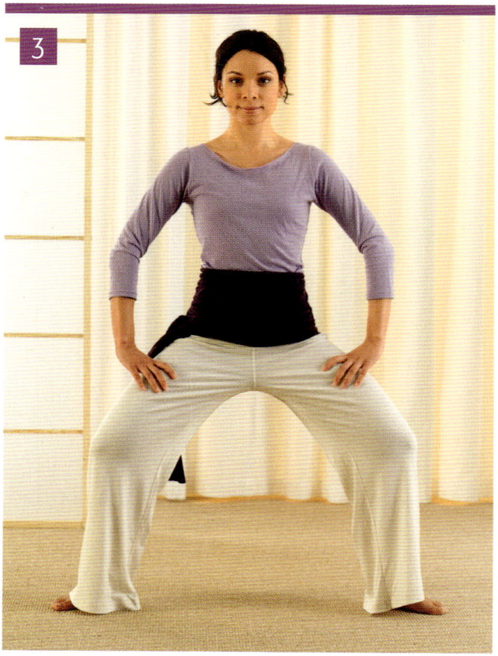
3

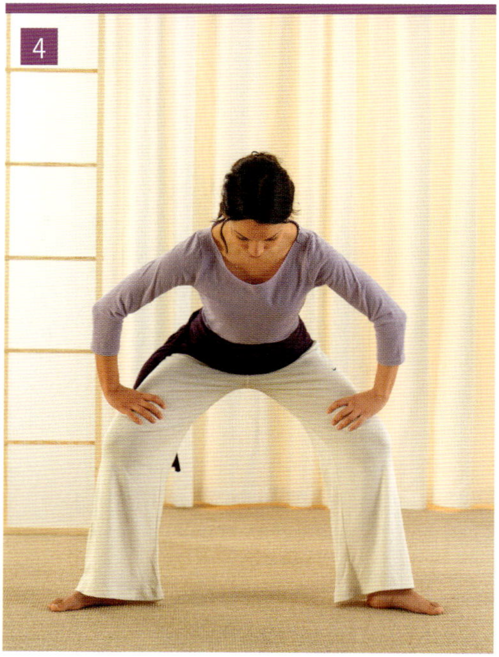
4

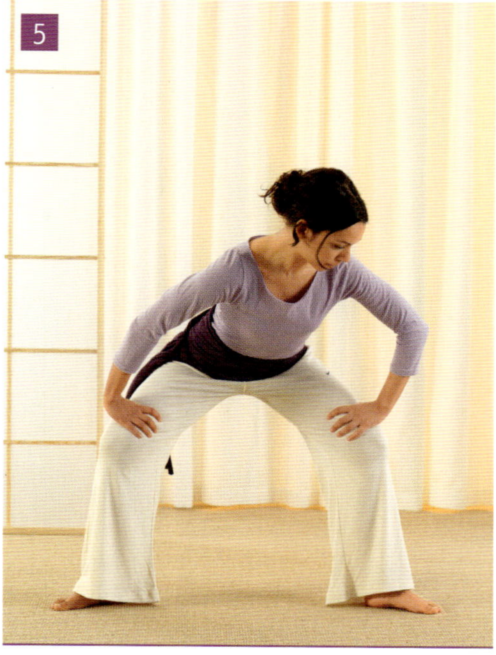
5

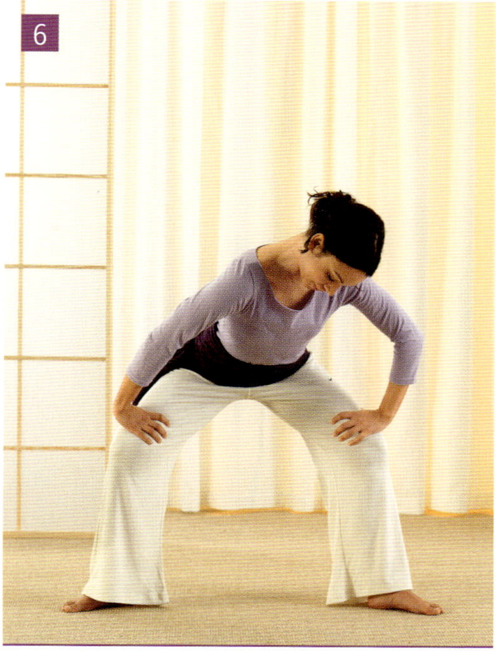
6

3 Beugen Sie mit aufrechtem Rücken die Beine – wie ein Sumoringer zu Beginn eines Kampfes. Wiederholen Sie diese Hoch-tief-Bewegung mehrere Male.

4 Nippender Kranich: Beugen Sie sich nun mit aufrechtem Rücken nach vorne. Stellen Sie sich dabei vielleicht kleine Zierfiguren vor, die aus einem Wasserglas nippen, wenn sie angestoßen werden. Richten Sie anschließend den Oberkörper wieder auf und strecken Sie die Beine etwas.

Gesamtbewegung: Gehen Sie mit dem Einatmen in den Beinen tief und beugen Sie den Oberkörper nach vorne.

5 Dehnen Sie durch ein weiches Strecken des rechten Arms und ein sanftes Seitwärtsneigen des Kopfes die komplette rechte Seite, bis Ihr Blick auf den linken Fuß gerichtet ist.

6 Von dort wandert der Blick kurz zur rechten Ferse und wieder zurück zum Fuß. Nehmen Sie den Oberkörper wieder bis zur Mitte zurück und richten Sie sich auf. Atmen Sie während der Bewegung aus.

Führen Sie die Übung anschließend zur anderen Seite hin aus.

Bitte beachten Sie

7 Achten Sie darauf, dass Sie den Oberkörper nicht verdrehen und das Gewicht nicht auf ein Bein verlagern. Ein leichtes Spannungsgefühl im rechten bzw. linken Arm und ein sanftes Dehnungsgefühl in der jeweilig offenen Rumpfseite sollten zu spüren sein.

UNSER RAT

Achten Sie darauf, dass Sie die Knie bei dieser Bewegung immer nach außen über die Fußspitze bewegen und nicht nach innen knicken lassen. Hilfreich ist dabei die Wahrnehmung beider Fußsohlen. Diese sollten gleichmäßig belastet sein. Halten Sie den Oberkörper eher aufrecht, wenn Sie einen labilen Kreislauf haben oder zu Schwindel neigen.

- Knicken Sie das Knie bei der Rumpfbewegung nicht nach innen.
- Beugen Sie den Kopf während der Übung nicht zu tief nach unten.

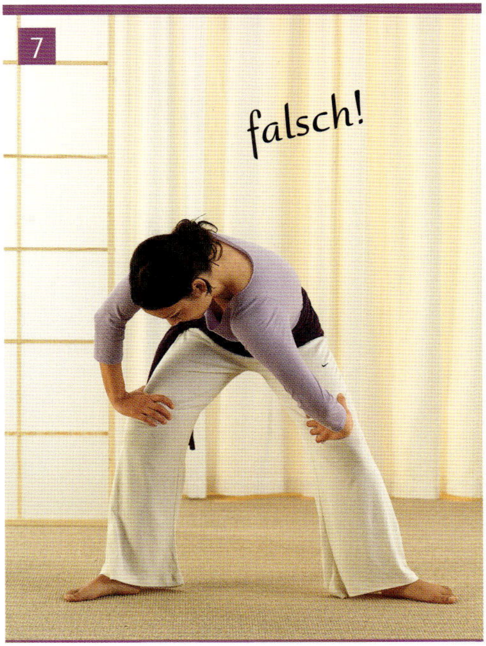

- Wenn Sie häufiger Rückenschmerzen haben, stützen Sie sich mit den Händen leicht auf den Beinen ab.
- Wenn Sie Kniebeschwerden haben oder dazu neigen, achten Sie darauf, dass Ihre Füße immer auch mit der Außenkante Bodenkontakt halten.

Kurzversion zur Selbstanleitung

1. Grundstellung »Pferd«
2. Sammeln; »Steigen und Sinken«
3. Knie beugen, Oberkörper nach vorne neigen, Seite dehnen – dabei einatmen
4. Zur Fußspitze schauen
5. Oberkörper zur Mitte zurück, aufrichten – dabei ausatmen
6. Zur anderen Seite ausführen
7. 4- bis 8-mal wiederholen
   Den Oberkörper dehnen, den Ärger (Herzfeuer) loslassen

Version auf dem Sitzball

Die Version im Sitzen ist als Alternative für das Büro oder bei schwächerer körperlicher Verfassung gedacht, wenn langes Stehen zu anstrengend wird.

8 Diese Version der 5. Brokatübung wird hinsichtlich der Rumpfbewegung genauso ausgeführt wie im Stehen. Die Füße behalten während der gesamten Übung Kontakt zum Boden.

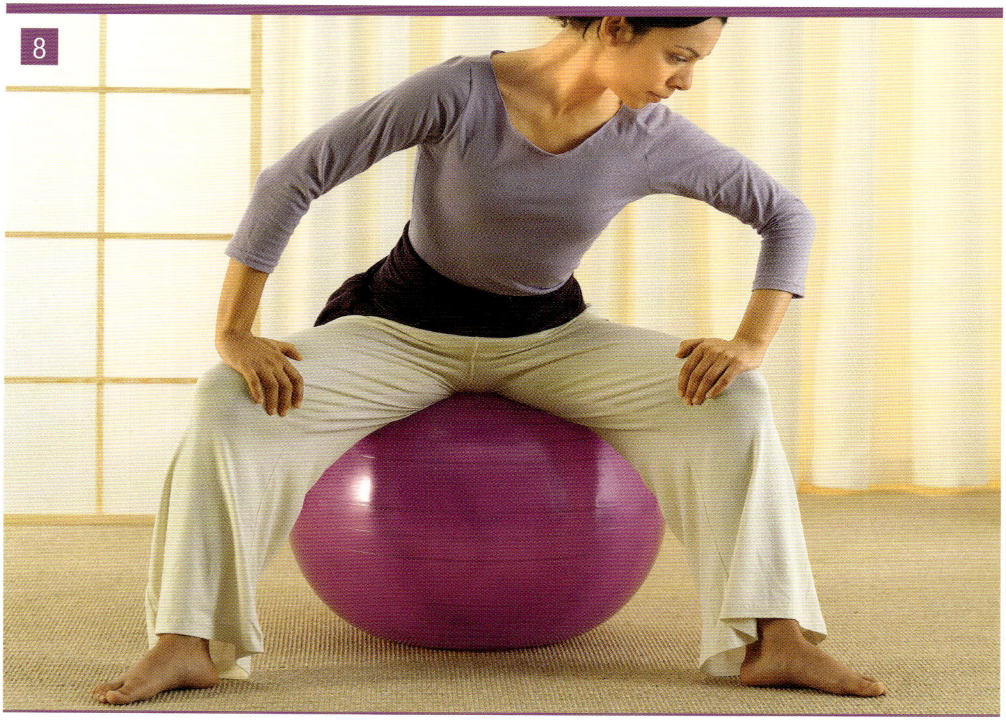

6. Brokatübung

»Mit den Händen die Füße fassen, um Nieren und Blase zu stärken«

Dies kann die Übung bewirken

- Sie macht die Wirbelsäule beweglich.
- Sie dehnt die gesamte Körperrückseite.
- Sie reguliert die Nierenfunktion.
- Sie stimuliert die Verdauungsorgane.
- Sie harmonisiert den Blutdruck.
- Sie aktiviert die inneren Geschlechtsorgane. Um diesen Effekt noch zu verbessern, empfehlen wir die osteopathische Übung für das kleine Becken (siehe S. 53).

Übungsablauf

Aus der Erfahrung heraus haben wir diese Übung etwas vom Original abgewandelt.

1 Nehmen Sie die Grundstellung »Bär« ein (siehe S. 77).

2 Lassen Sie die Arme bis auf Schulterhöhe nach oben steigen und atmen Sie dabei ein.

3 Am Umkehrpunkt angekommen, beginnt die Ausatmung. Beugen Sie die Beine wieder

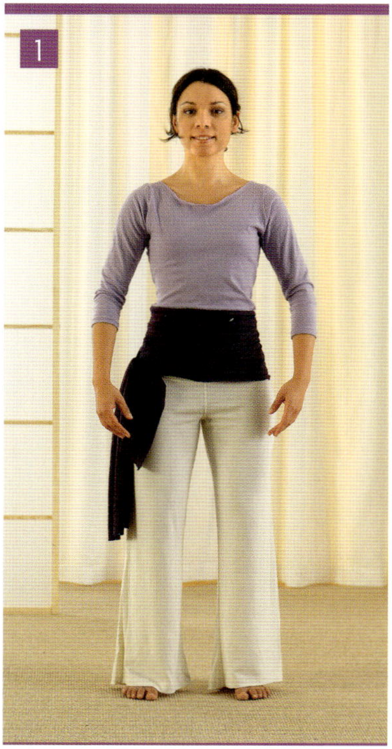

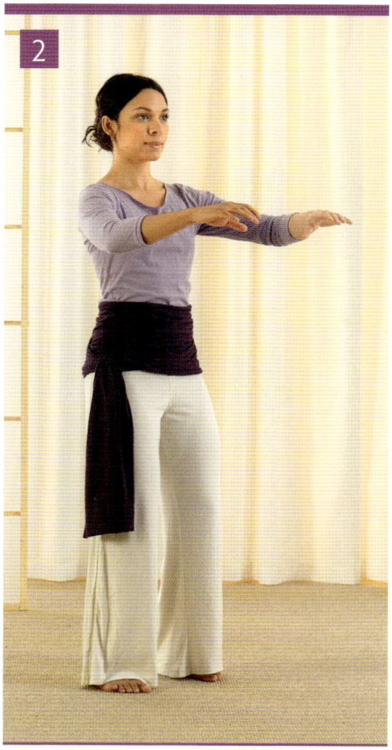

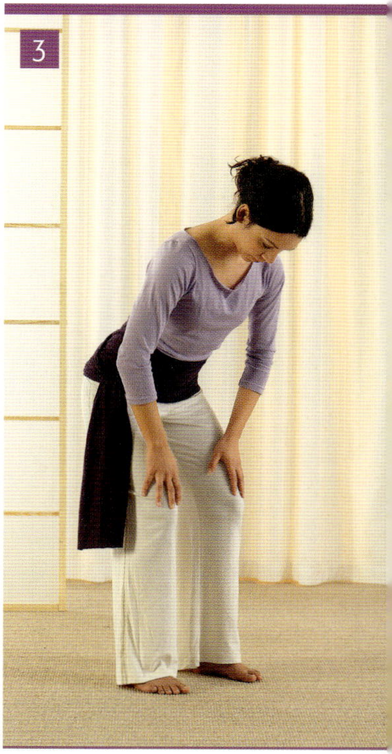

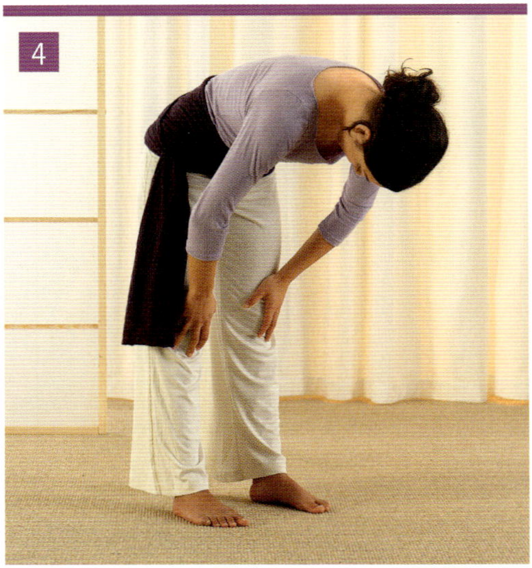
4

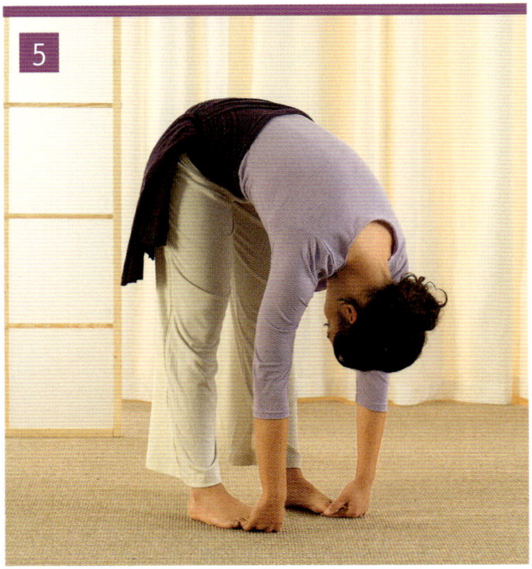
5

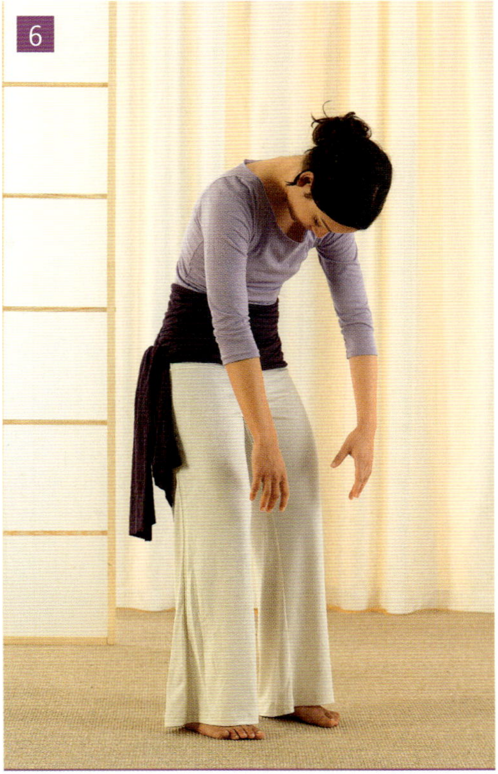
6

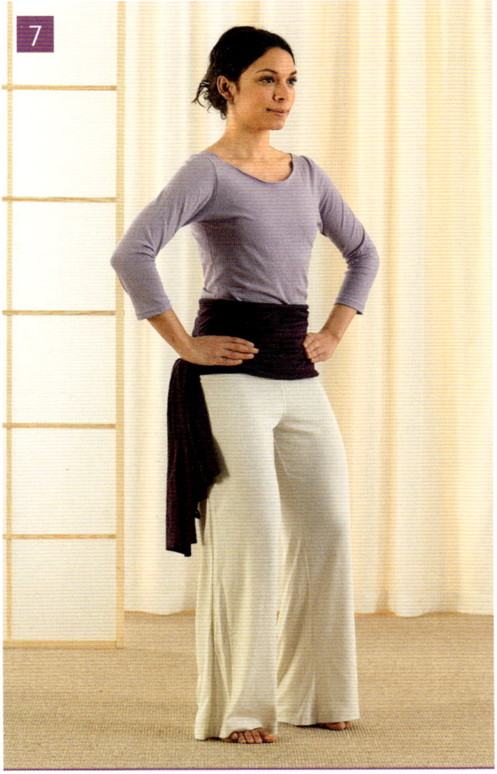
7

etwas – lassen Sie sie einsinken –, bewegen Sie die Arme nach unten und stützen Sie die Hände oberhalb der Knie auf den Oberschenkeln auf.

4 Bewegen Sie das Kinn zum Brustbein und strecken Sie die Beine in diesem Moment leicht.

5 Mit zunehmender Übungspraxis können Sie versuchen, immer tiefer zu greifen, bis Sie Ihre Füße fassen können.

6 Rollen Sie den Körper anschließend wieder langsam auf.

7 Stützen Sie die Hände beidseits in die Taille, sinken Sie ein wenig ein und atmen Sie aus.

8 Strecken Sie mit dem Einatmen die Beine und richten Sie das Brustbein auf – es möchte nach vorne oben schauen. Ein sanftes Dehnen in der Bauchdecke ist zu spüren. Richten Sie den Blick dabei entspannt zur Decke – nicht senkrecht nach oben schauen.

9 Lassen Sie die Hände wieder neben die Hüfte sinken, richten Sie den Blick nach vorne, sinken Sie wieder ein und atmen Sie entspannt aus.

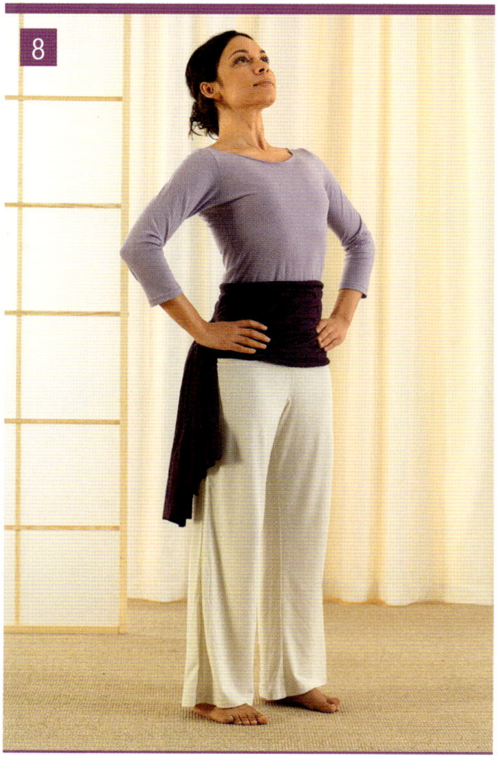

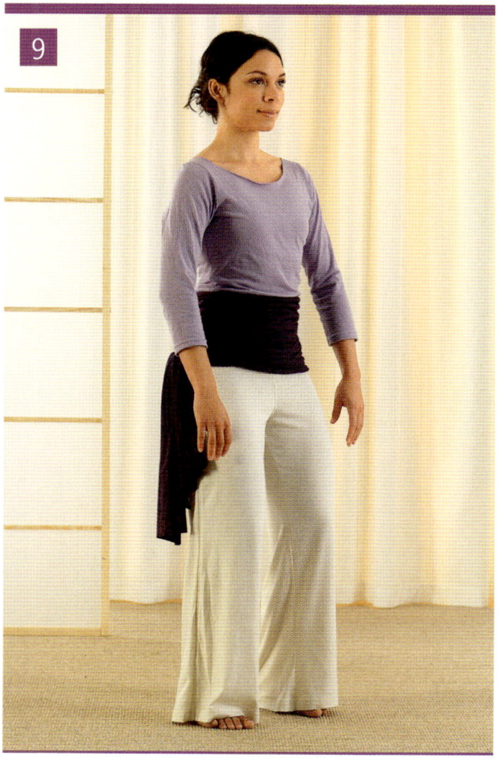

UNSER RAT

Legen Sie anfangs Ihre Hände dort auf die Beine, wo Sie noch ohne Beschwerden in der Lage sind, Ihre Beine zu strecken. Greifen Sie erst allmählich tiefer.

Bitte beachten Sie

- Wenn Sie die Übungen morgens durchführen, sollten Sie daran denken, dass Ihre Beweglichkeit deutlich eingeschränkt ist.

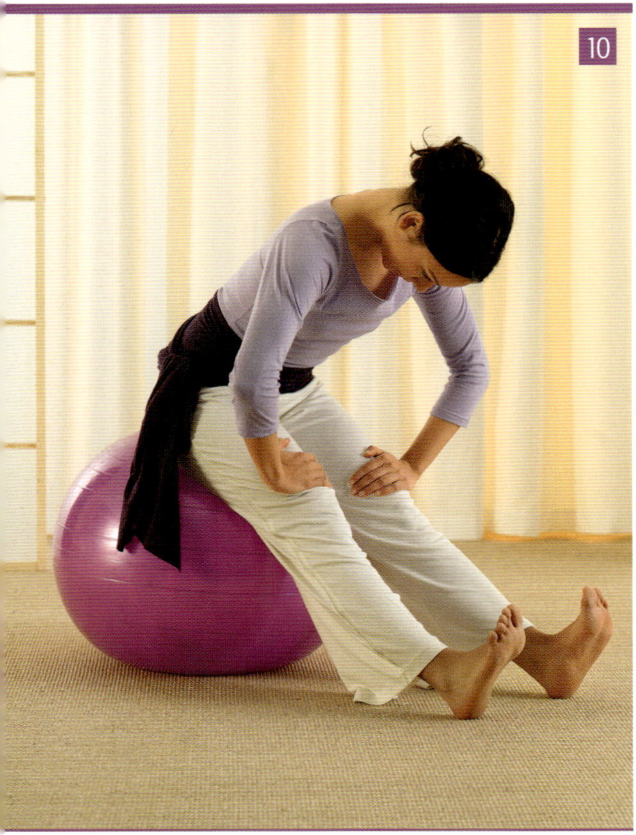

Kurzversion zur Selbstanleitung

1. Grundstellung »Bär«
2. Sammeln; »Gleichmäßigkeit«
3. Arme bis auf Schulterhöhe nach oben – dabei einatmen
4. Einsinken, Hände zu den Oberschenkeln, abstützen, Kinn zum Brustbein – dabei ausatmen
5. Langsam wieder aufrichten – einatmen
6. Hände in die Taille, sinken – dabei ausatmen
7. Beine strecken, Brustbein aufrichten und zur Decke schauen – dabei einatmen
8. Hände neben die Hüfte sinken lassen, Knie wieder leicht beugen – dabei ausatmen
9. 4- bis 8-mal wiederholen
   Achtsam den Rücken dehnen, zur Mitte zurückkehren

Version auf dem Sitzball

10 Bei dieser Übungsvariante beginnt die Armbewegung wie im Stehen. Legen Sie die Hände auf die Knie, rollen Sie mit dem Ball etwas nach hinten und machen Sie den Oberkörper leicht rund. Rollen Sie anschließend auf dem Ball zurück und üben Sie mit den Armen wie im Stehen weiter.

Anmerkung: Versuchen Sie bei dieser Übung ganz bewusst Ihre Wahrnehmung auf die beiden Körperseiten zu legen.

- Wie beweglich fühlt sich allmählich meine Körperrückseite an, wie beweglich meine Vorderseite?
- Können Sie das auch an anderen Stellen feststellen? Qigong-Übungen können die Beweglichkeit verbessern und ein herkömmliches Gymnastikprogramm sinnvoll ergänzen.

7. Brokatübung

»Die Fäuste schließen und mit den Augen funkeln, so werden die Kräfte vermehrt«

Dies kann die Übung bewirken

- Sie dehnt und aktiviert die Unterarm- und Brustmuskulatur.
- Sie senkt den Blutdruck.
- Sie verbessert die Belastbarkeit des vegetativen Nervensystems.
- Sie erhöht die Lebenskraft.

Übungsablauf

1 Nehmen Sie die Grundstellung »Pferd« ein (siehe S. 77).

2 Schließen Sie mit dem Ausatmen die Hände zu lockeren Fäusten und legen Sie sie auf dem Beckenkamm ab. Die Ellenbogen zeigen nach hinten. Achten Sie darauf, dass Sie sich ganz bewusst in der vorderen Schulterpartie öffnen.

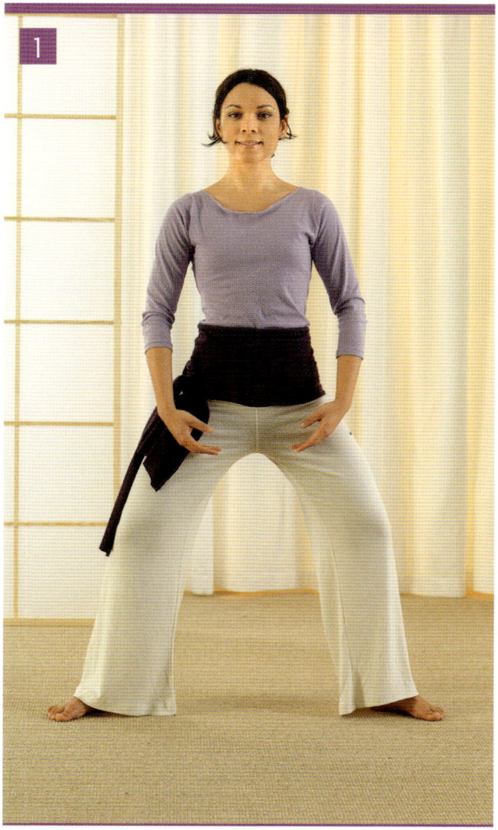

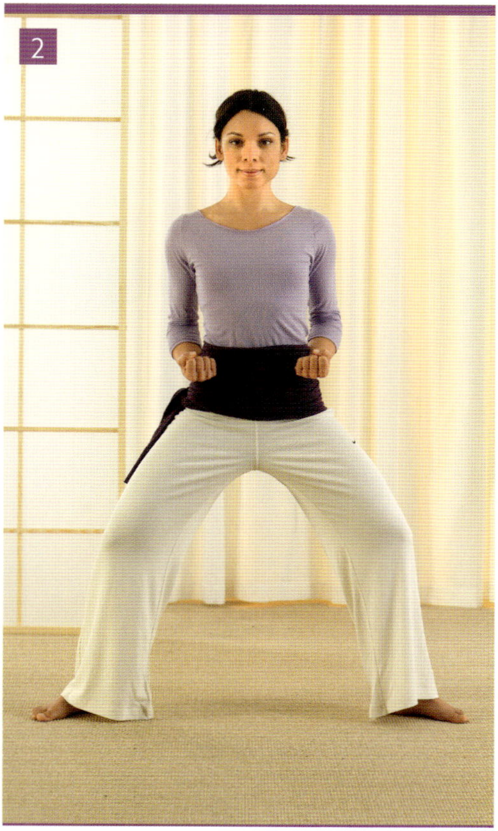

3 Bewegen Sie die linke Faust zur Seite nach oben, der Kopf dreht sich gleichzeitig zur selben Seite; atmen Sie ein. Beugen Sie in Schulterhöhe die Faust im Handgelenk nach unten, doch überstrecken Sie den Arm dabei nicht. Der funkelnde Blick ist auf einen Punkt in der Ferne gerichtet, in der Faust wird die Kraft gesammelt.

Lösen Sie anschließend die Beugung wieder auf und führen Sie die Faust zur Taille zurück; der Kopf bewegt sich wieder zur Mitte zurück.

3

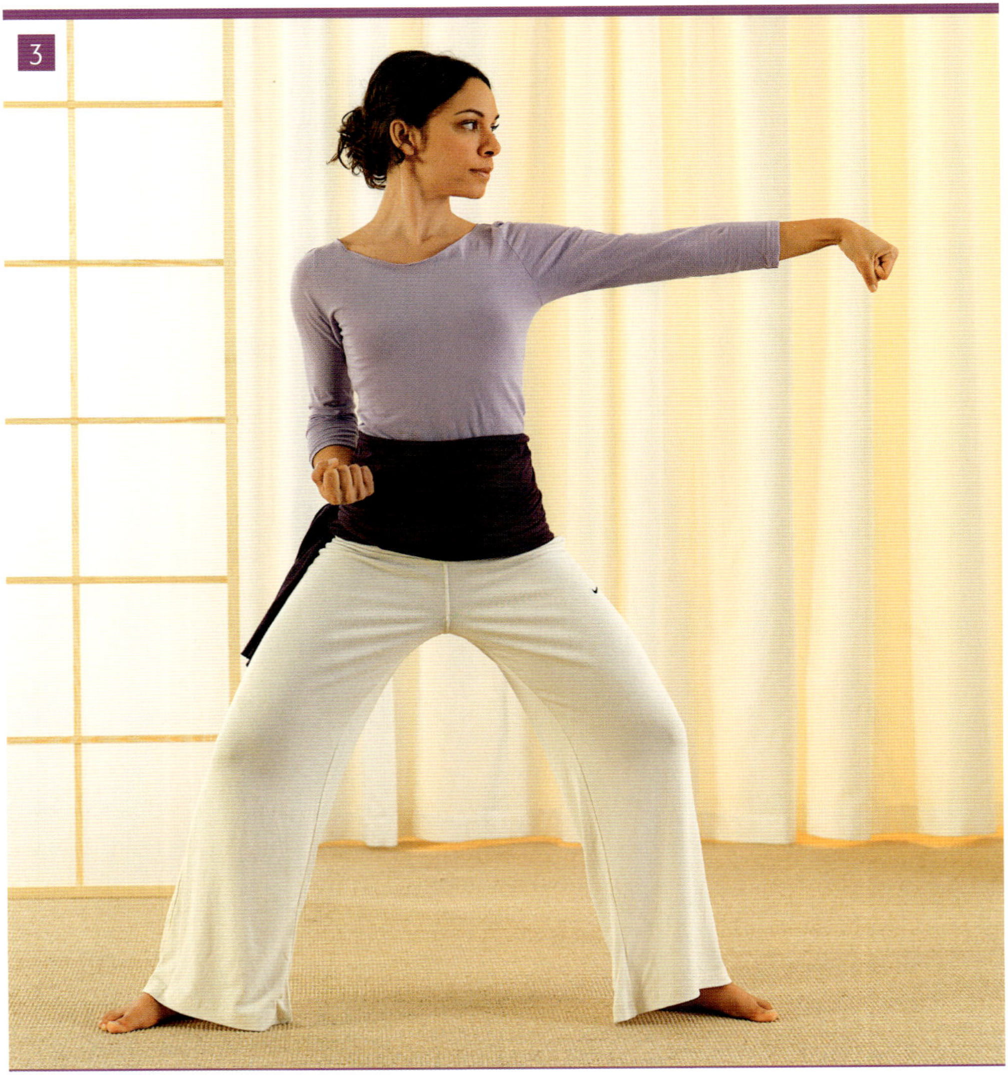

Führen Sie nun die Bewegung auch zur Gegenseite aus.

Bitte beachten Sie

4 Bewegen Sie den Arm nicht über Schulterhöhe hinaus und ziehen Sie die Schultern nicht hoch. Die Erfahrung lehrt, dass die gedehnte, offene Haltung im Brustkorb zugunsten der runden Gewohnheitshaltung aufgegeben wird und die Fäuste plötzlich auf der Bauchdecke ruhen.

- Kontrollieren Sie immer wieder die Haltung.

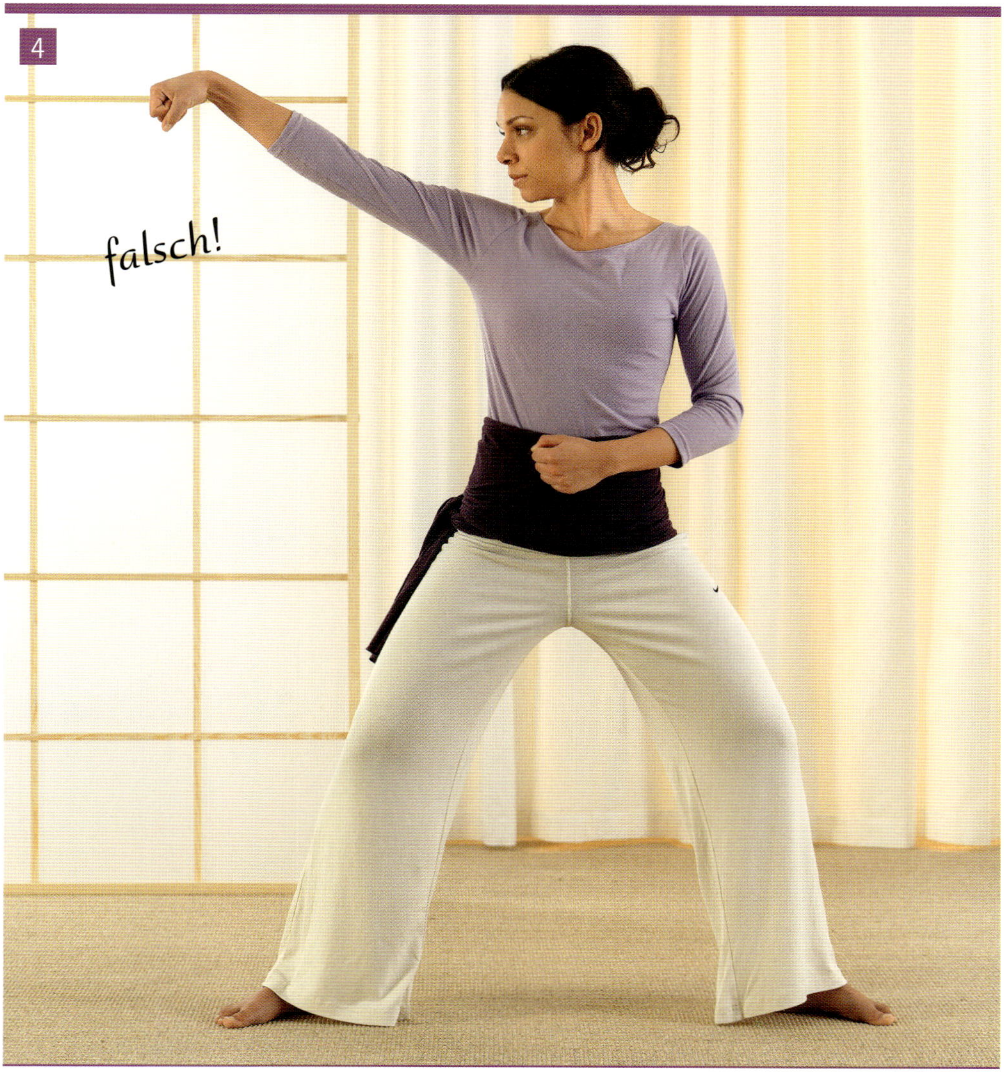

- Wenn Sie zu den vielen Menschen gehören, denen es schwerfällt, den Kopf schmerzfrei endgradig zu drehen, empfehlen wir die osteopathische Übung für den oberen Brustkorb (siehe S. 40).
- Wenn Sie Knieprobleme haben, knicken Sie mit den Knien nicht nach innen.

Kurzversion zur Selbstanleitung

1. Grundstellung »Pferd«
2. Sammeln; »Öffnen und Schließen«
3. Ausatmen – lockere Fäuste, Handgelenke auf den Beckenkamm legen
4. Arm nach außen, im Handgelenk nach unten beugen, Blick in die Ferne – dabei einatmen
5. Auflösen, zur Taille zurück – ausatmen
6. Zur anderen Seite ausführen
7. 4- bis 8-mal wiederholen
   Mit den Augen in die Ferne spähen, entspannt den Blick zur Mitte wenden

Version auf dem Sitzball

5 Die Version im Sitzen ist als Alternative für das Büro oder bei schwächerer körperlicher Verfassung gedacht, wenn langes Stehen zu anstrengend wird. Sie wird hinsichtlich der Armbewegung genauso ausgeführt wie im Stehen. Die Füße behalten immer einen festen und aktiven Kontakt zum Boden. In der Hüfte aktiv etwas öffnen.

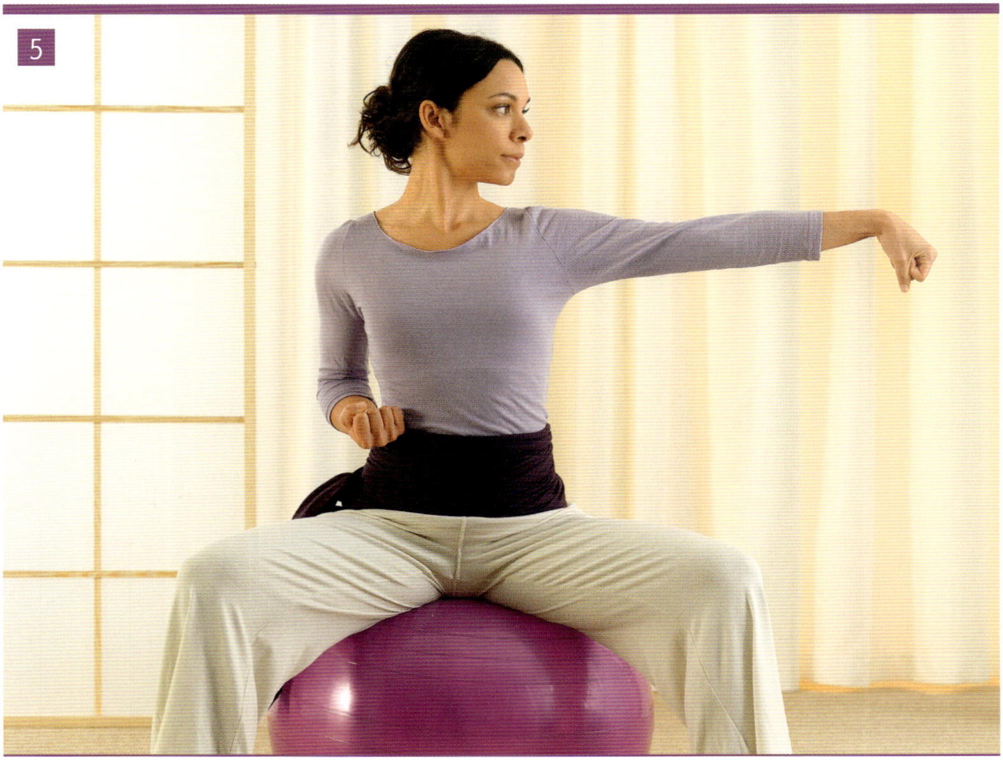

8. Brokatübung

»Siebenmal aus den Ballen hochsteigen und auf die Ferse fallen lassen, um die hundert Krankheiten zu vertreiben«

Dies kann die Übung bewirken

- Die 8. Brokatübung erhöht die Konzentrationsfähigkeit.
- Sie dehnt die Schulter- und Nackenmuskulatur.
- Sie verbessert die Erholung bei Erschöpfungszuständen.
- Sie schult das Gleichgewichtsvermögen.

Übungsablauf

1 Grundstellung: »Adler« (siehe S. 77)

2 Legen Sie die Hände hinter dem Rücken übereinander, sodass die Handflächen nach unten zeigen. Es ist egal, welche Hand oben bzw. unten liegt. Ziehen Sie Ihre Schulterblätter nicht aktiv zur Wirbelsäule, sondern bleiben Sie in diesem Bereich entspannt und offen. Den Kopf in Verlängerung der Wirbelsäule halten.

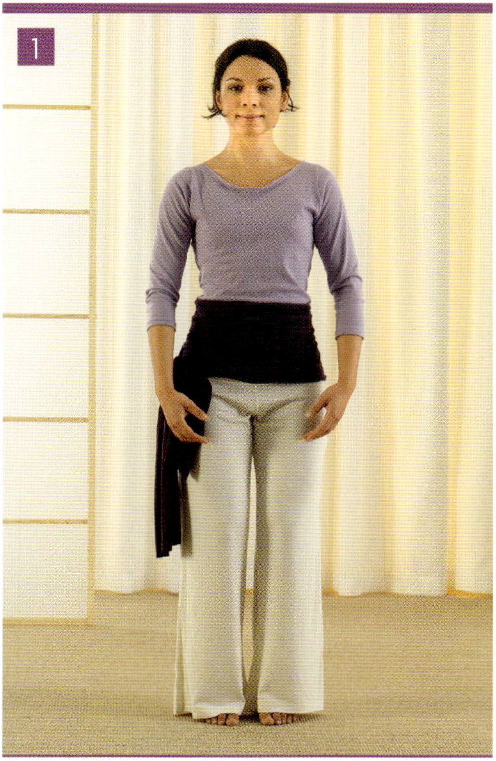

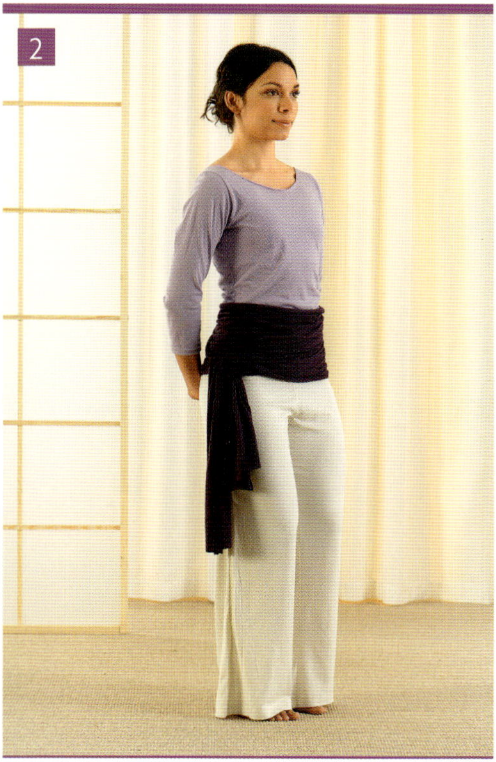

3 Die Daumen sind bei dieser Handhaltung gekreuzt.

4 Lösen Sie die Fersen vom Boden. Strecken Sie dabei den gesamten Körper, schieben Sie den Scheitel zur Decke und ziehen Sie das Kinn leicht zum Hals. Ziehen Sie die Handflächen sanft nach unten und atmen Sie ein.

Kehren Sie mit dem Ausatmen zum festen Stand zurück. Mit zunehmender Übung können Sie das sanfte Aufsetzen der Fersen durch leichtes Fallenlassen ersetzen.

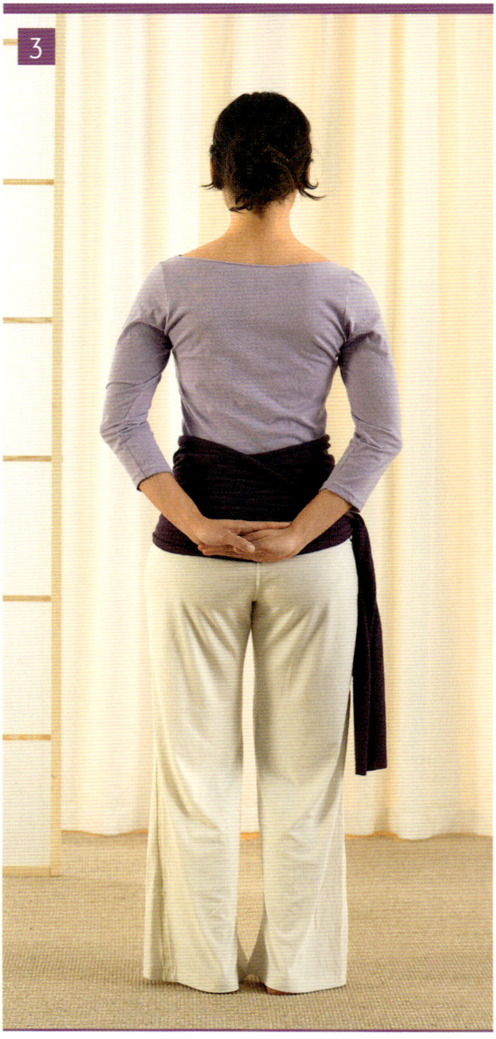

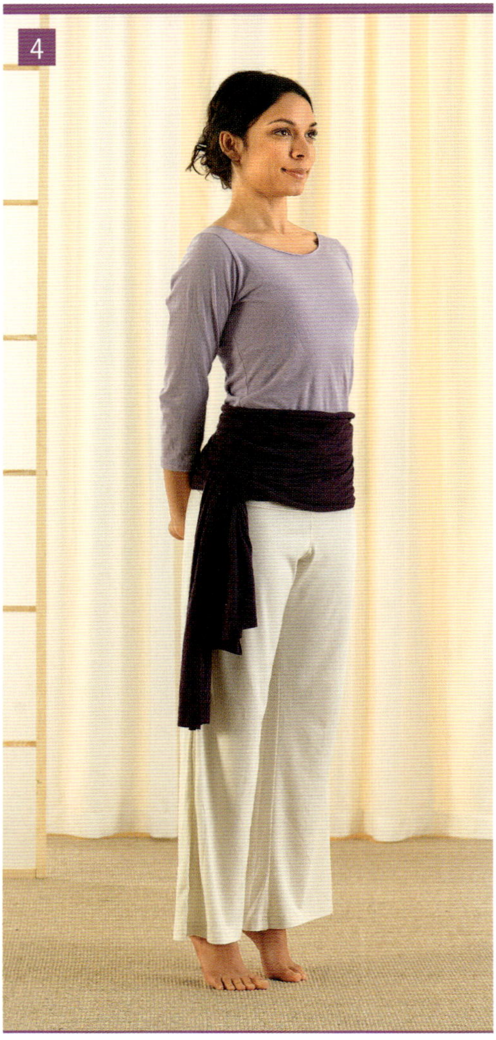

Bitte beachten Sie

5 Wenn Ihre Schulterbeweglichkeit deutlich eingeschränkt ist, lassen Sie die Hände seitlich neben der Hüfte, die Fingerspitzen zeigen zum Körper. Zusätzlich empfehlen wir Ihnen die osteopathische Übung für den oberen Brustkorb (siehe S. 40).

6 Neigen Sie den Kopf während der Übung nicht nach unten; Sie blicken nach vorne.

- Wenn es Ihnen Schwierigkeiten bereitet, im Hochzehenstand zu stehen, und Sie dabei häufiger die Balance verlieren, heben Sie die Fersen nur ganz leicht an.

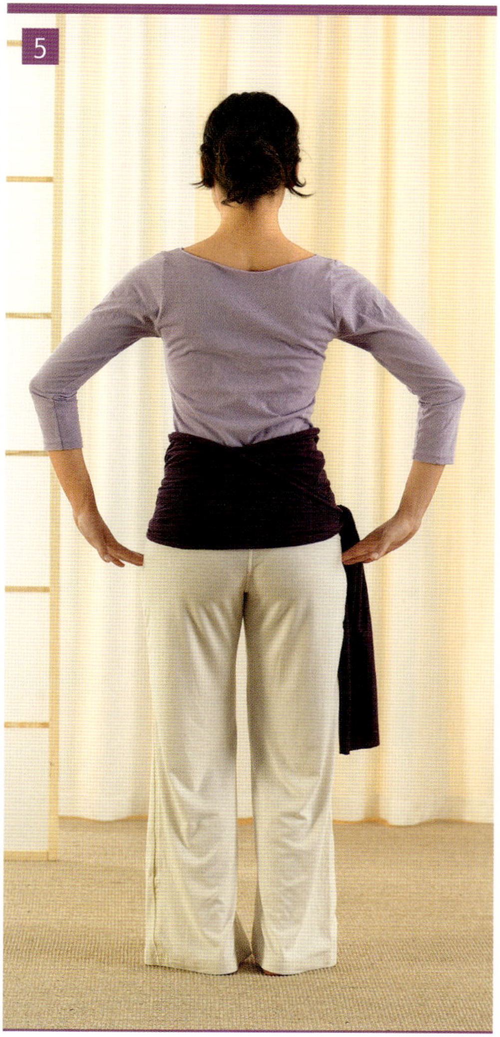

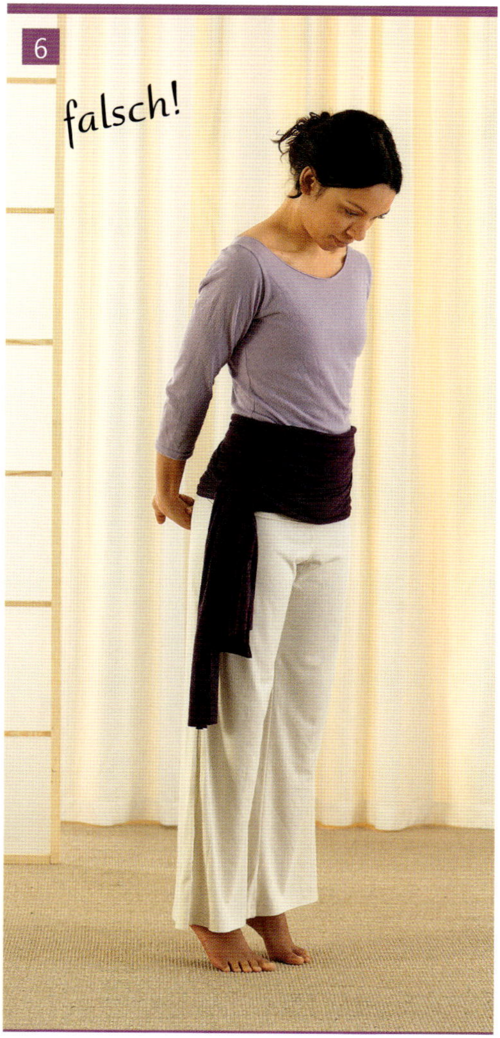

Kurzversion zur Selbstanleitung

1. Grundstellung »Adler«
2. Sammeln; »Steigen und Sinken«
3. Ruhig atmen
4. Fersen heben, Scheitel schieben, Handflächen nach unten ziehen – dabei einatmen
5. Sinken oder fallen lassen – dabei ausatmen
6. 4- bis 8-mal wiederholen
   Aus der Mitte steigen, zur Mitte zurückkehren

Version auf dem Sitzball

7 Für den Fall, dass die schmale Adlerstellung zu einem unsicheren Sitzen führt, stellen Sie die Füße hüftbreit auseinander. Im Sitzen kann sich das Zurücknehmen der Arme schwieriger gestalten – gehen Sie dann nur soweit zurück, dass sich die Fingerspitzen hinter dem Rücken berühren. Sonst können Sie auch die einfache Variante wählen: Hände neben der Hüfte.

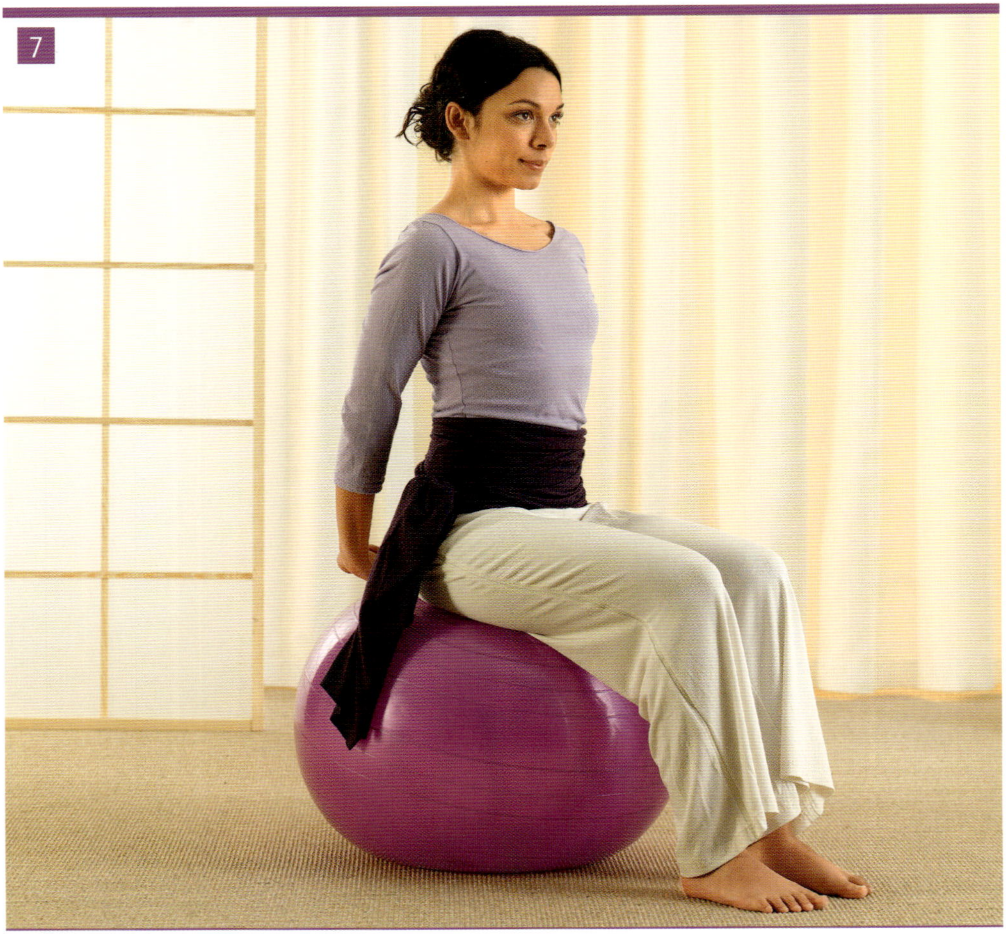

Lebenskraft sammeln und speichern

Nachdem Sie nun alle acht Brokatübungen kennen, ist es – ähnlich wie bei intensivem Sport – wichtig, die Aktivität nicht abrupt zu beenden, sondern langsam ausklingen zu lassen. Dazu gibt es im Qigong sehr unterschiedliche Abschlussrituale, denen eines gemeinsam ist: Sie alle sammeln die aktivierte Lebensenergie und speichern sie in den drei Zentren.
Des Weiteren kann es durch die hohe Konzentration und die daraus resultierende Entspannung zu Einschränkungen in der Reaktionsfähigkeit kommen, ähnlich wie nach dem autogenen Training oder anderen Entspannungsmethoden.

Das Qi zum Ursprung zurückführen – Kurzversion

Die Abbildungen zu dieser Übungsfolge finden Sie auf dieser und folgenden Seite.

Zur Erinnerung

Das untere Zentrum liegt drei Fingerbreit unterhalb des Nabels, das mittlere Zentrum auf Herzhöhe, zwischen den Brustwarzen, und das obere Zentrum zwischen den Augenbrauen.

1 Stellen Sie sich in der Grundstellung (siehe S. 61) auf und führen Sie mit beiden Armen eine große, kreisförmige Bewegung aus, so, als ob Sie jemanden herzlich umarmen wollten.

1

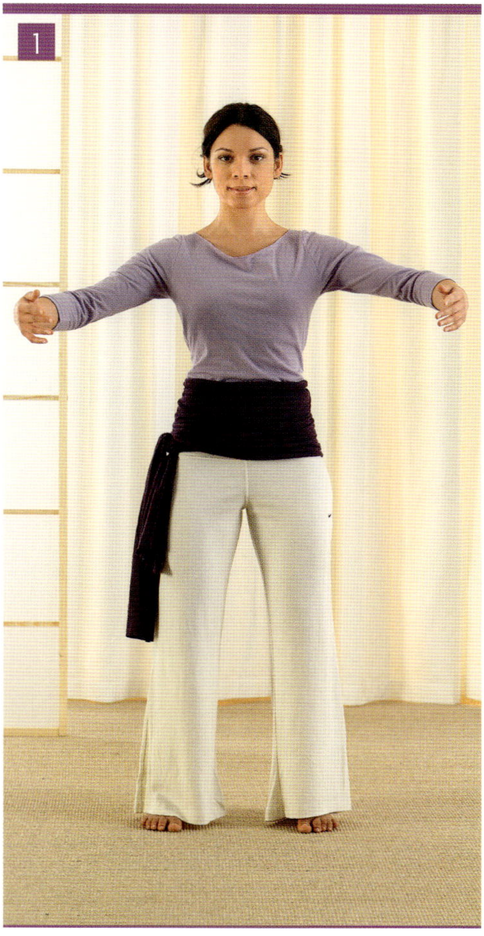

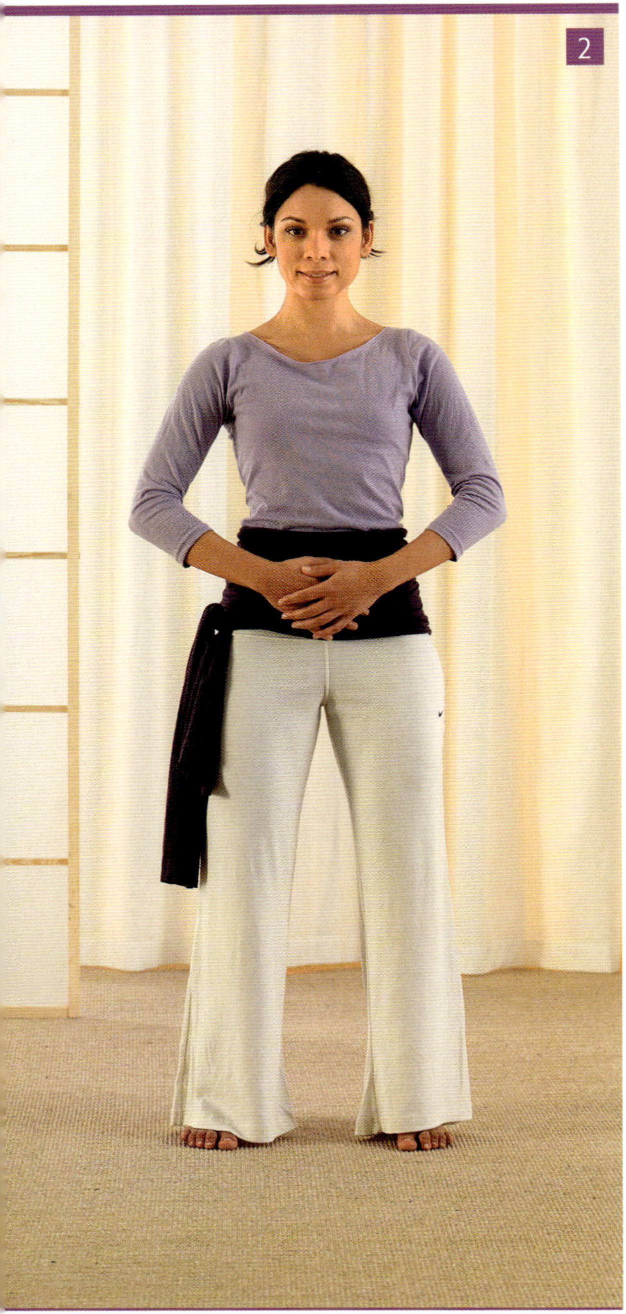

2 Legen Sie die Hände übereinander und lassen Sie sie zum Bauch zurücksinken.

Welche Hand dabei oben liegt, spielt im Moment keine Rolle. In einigen Schulen wird darauf Wert gelegt, dass Männer die linke Hand nah an der Bauchdecke liegen haben und Frauen die rechte. Probieren Sie einfach aus, was Ihnen am angenehmsten ist. Wiederholen Sie diese Bewegung mehrere Male und lassen Sie dann die Hände vor dem Unterbauch ruhen.
Atmen Sie tief durch und werden Sie langsam wieder aktiv.

Das Qi zum Ursprung zurückführen – Langversion

- Sie stehen auch bei dieser Version in der Grundstellung (siehe S. 61) und beginnen wie oben beschrieben mit einer weiten, umarmenden Bewegung.
- Führen Sie diese Bewegung insgesamt 3-mal in die Richtung zum unteren Zentrum hin aus.
- Sammeln Sie anschließend das Qi und führen Sie es dem mittleren Zentrum zu, ebenfalls 3-mal.
- Führen Sie zum Abschluss der aufsteigenden Serie die Hände 3-mal zum oberen Zentrum.
- Sammeln Sie danach die Energie nochmals je 3-mal zum mittleren und unteren Zentrum und beschließen Sie dann das Ganze.
- Wenn Sie in der freien Natur üben, stellen Sie sich vor, Sie sammeln bei diesem Abschlussritual sämtliche positive Energie Ihrer Umgebung ein und führen sie sich zu.

Unerwünschte Wirkungen

Nach Abschluss der Übungen werden Sie sicherlich Reaktionen und Wirkungen an und in sich wahrnehmen.
Nicht alle dieser Reaktionen sind erwünscht, in der Regel können sie jedoch durch eine achtsame, entspannte Übungsweise vermieden werden:

- Ihnen ist schwindelig, schlecht oder unwohl. Haben Sie während des Übens häufiger die Luft angehalten? Achten Sie auf eine gleichmäßige Atmung.
- Passiert Ihnen das Gleiche am Morgen, sollten Sie nicht so tief stehen oder während der Übungen betont einsinken.
- Sie haben Kopfschmerzen? Betonen Sie beim nächsten Mal sämtliche Bewegungen nach oben etwas weniger und seien Sie weniger angespannt.
- Ihnen schmerzen die Knie? Achten Sie zukünftig auf das Dreieck: Ferse – Außenkante – Großzehenballen (siehe S. 61).
- Sie sind im Bereich der Schultern und des oberen Rückens verspannt? Üben Sie mit weniger Kraftaufwand.

Daran erkennen Sie, dass Sie auf einem guten Weg sind

- Sie durchströmt ein Kribbeln. Wenn das für Sie angenehm ist, so ist es ein positives Zeichen.
- Sie haben warme Hände und warme Füße.
- Sie schlafen ruhiger und tiefer.
- Sie entwickeln ein Gefühl von mehr Energie und Kraft.
- Sie werden allmählich ausgeglichener.

Qigong – beharrliches Üben zur Harmonisierung der Lebensenergie

Sie haben nun alle acht Brokatübungen ausprobiert und vielleicht schon häufiger praktiziert. Machen Sie sich bewusst, in welchem Maß die Übungen Ihr Erleben und Verhalten beeinflussen. Hat sich durch das regelmäßige Üben, wenn auch nur kurzfristig, körperliches Wohlbefinden eingestellt oder konnten Sie plötzlich besser schlafen, weil Ihnen nicht mehr so viele lästige Gedanken vor dem Einschlafen durch den Kopf gingen, dann nehmen Sie diese kleinen Veränderungen zum Anlass, den Weg des Qigong weiterzugehen.

Sie sind auf dem besten Weg, dass aus Motivation Volition wird, die Fähigkeit Ihre Absichten konsequent und überdauernd in die Tat umzusetzen. Gehen Sie deshalb diesen Weg nicht verbissen, sondern gelöst und frei von festgefahrenen Zwängen weiter. Ist keine Zeit für alle Brokatübungen in ihrer langen Version mit acht Wiederholungen, dann verkürzen Sie das Ganze. Entscheidend ist nicht die Zeitdauer, sondern die Tatsache, dass Sie sich überhaupt Zeit für sich nehmen.

Auch ein entspannter Spaziergang im Wald mit einer kurzen meditativen Pause, fest verwurzelt in der Qigong-Grundhaltung, kann Ihnen Ruhe und Energie zurückbringen. Sie sind auf dem Weg, sich und das Leben wertzuschätzen – über einen sorgsamen Umgang mit sich und den bescheidenen Mitteln Qigong und Natur.

Das Glück, das Sie sich in solchen Momenten schenken, können Sie später an Ihre Mitmenschen weitergeben.

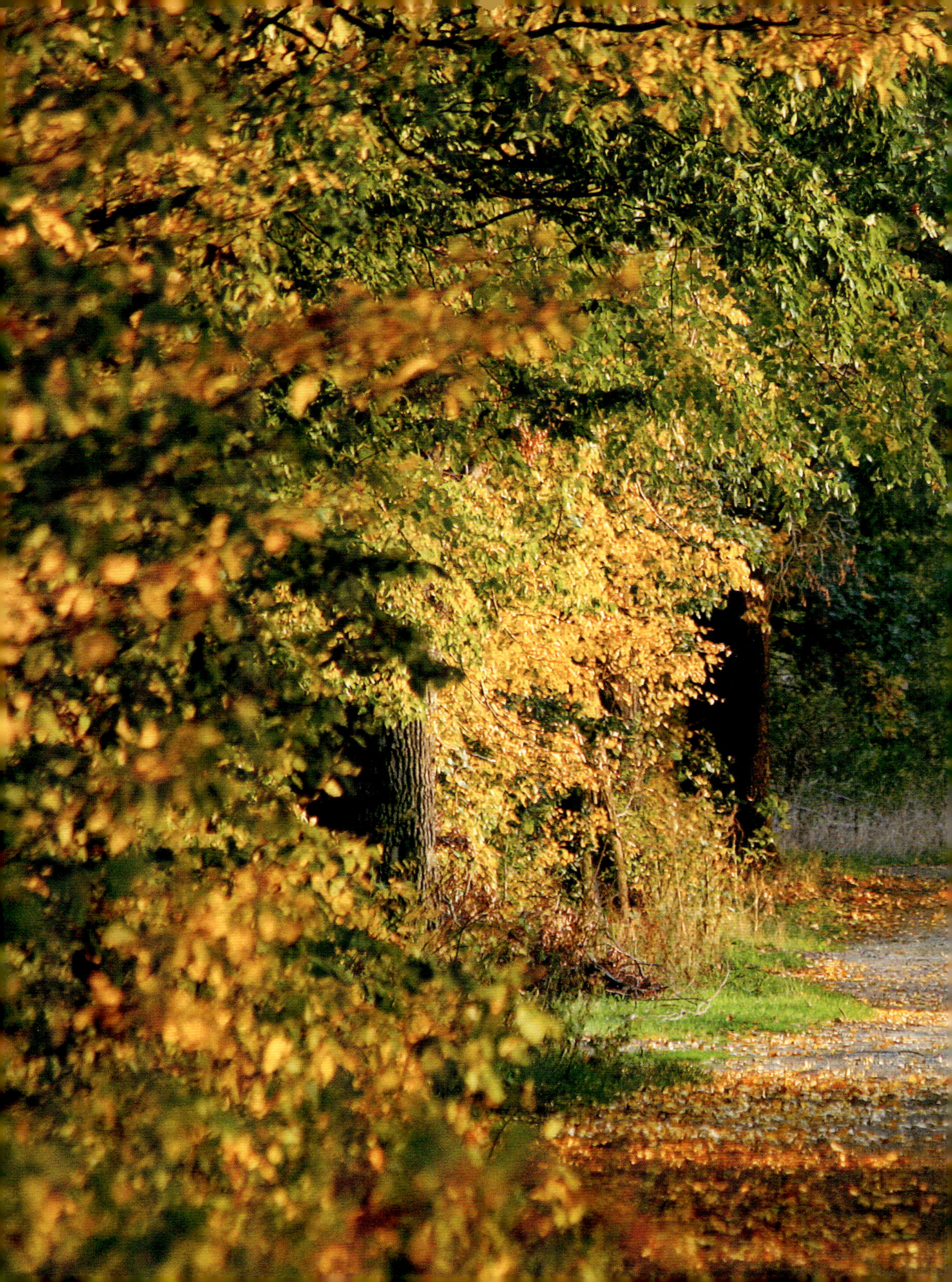

Die fünf Elemente

Im Unterschied zu den vier Elementen, von denen wir im Westen wissen – Feuer, Wasser, Erde und Luft –, kennt man in der chinesischen Medizin und Philosophie fünf Elemente: Wasser, Holz, Feuer, Erde und Metall. Diese fünf Wandlungsphasen umfassen nicht nur Naturphänomene, sondern auch Aspekte wie Ernährung und Bewegung.

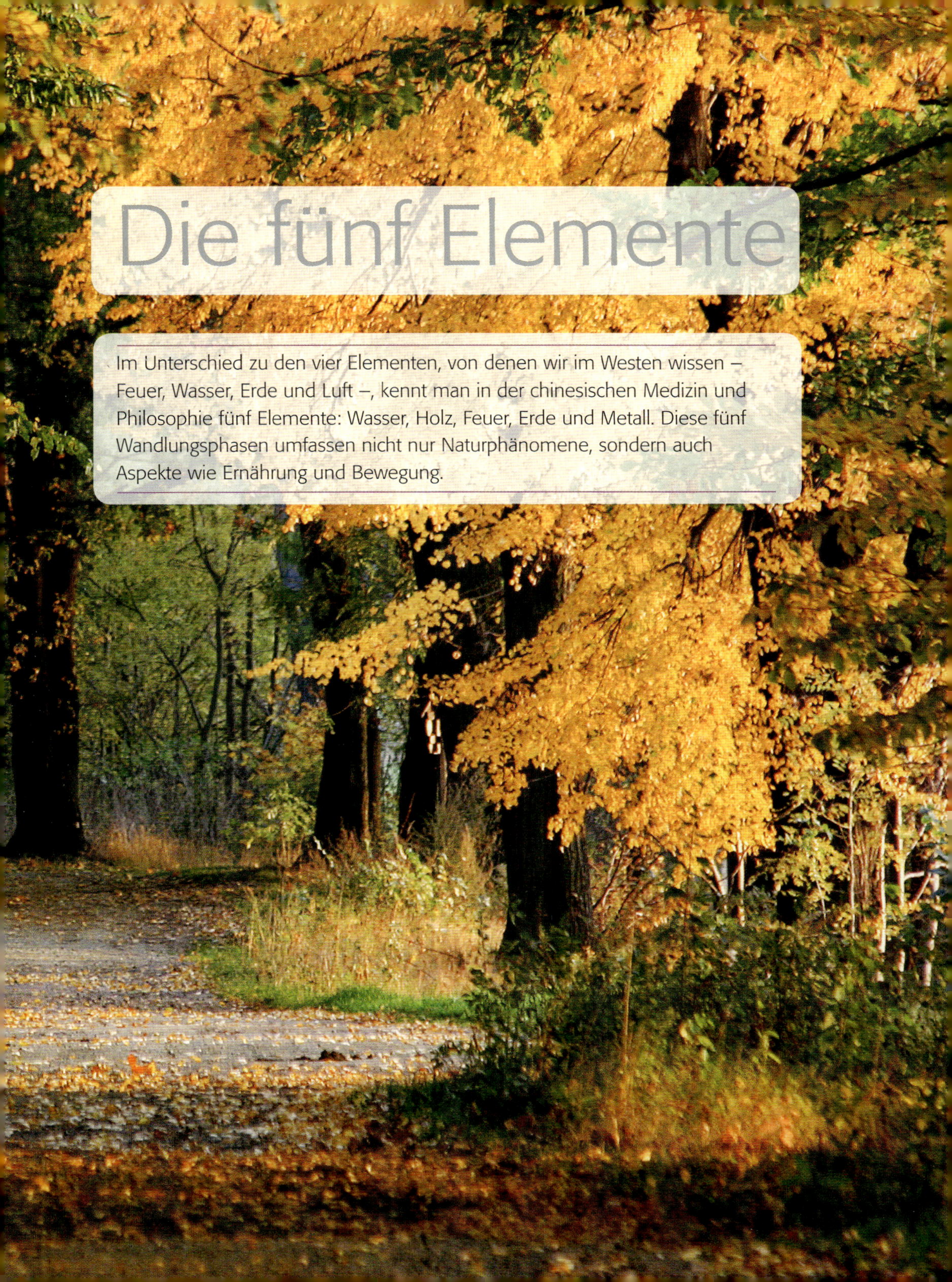

Fünf-Elemente-Übung – »Harmonie«

Im Gegensatz zum klassischen Qigong der acht Brokatübungen, in dem einzelne Übungen der Reihe nach ausgeführt werden, stellt die »Harmonie« einen komplexen Bewegungsablauf dar. In dieser Fünf-Elemente-Übung werden fünf einzelne Bewegungsbilder, basierend auf den fünf Wandlungsphasen Wasser, Holz, Feuer, Erde und Metall, fließend miteinander verknüpft, sodass eine Bewegungsabfolge entsteht, die in sich abgeschlossen ist und beliebig oft wiederholt werden kann. Das Modell der fünf Wandlungsphasen dient in der chinesischen Naturphilosophie dazu, Vorgänge in der Natur und das wechselnde Zusammenspiel von Naturkräften zu beschreiben.
Üben Sie mehrere Durchgänge. Den Atem lassen Sie entspannt und frei fließen. Achten Sie auf die Ihnen bekannten und vertrauten

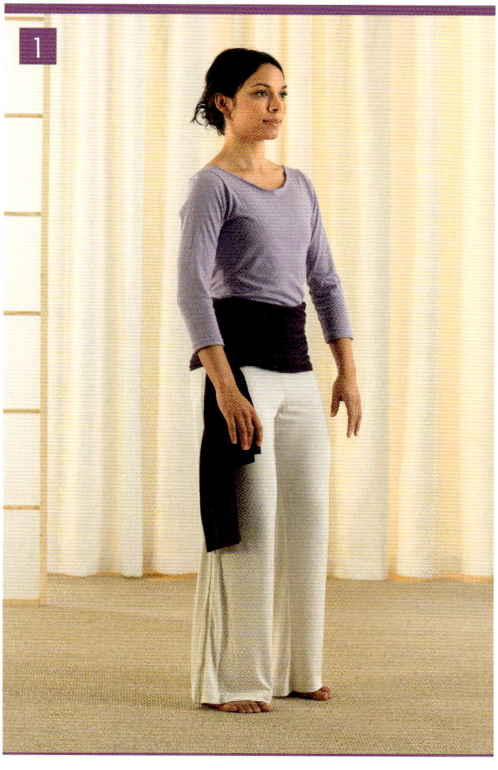

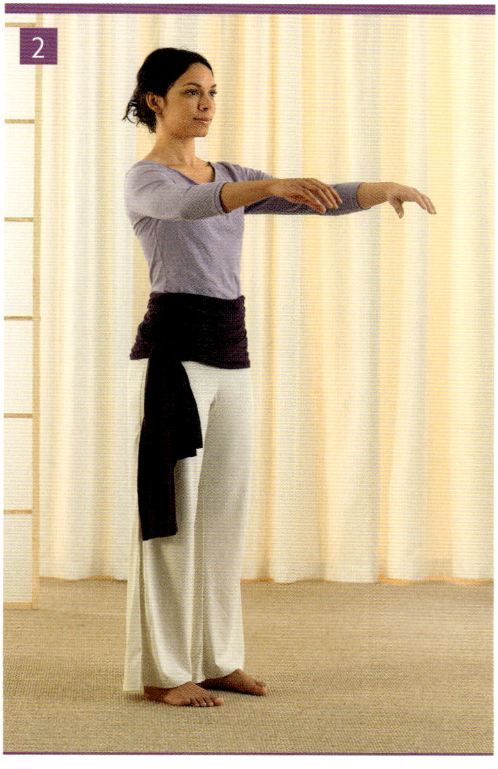

Übungsprinzipien (siehe S. 60). Beenden Sie das Üben der »Harmonie« immer mit dem Bild der Wandlungsphase »Erde«.

Wasser

1 Sie stehen in der Ihnen bekannten Grundstellung (siehe S. 61) und versuchen, sich folgendes Bild vorzustellen: »einen kleinen Wasserfall, an dessen Fuß sich ein kleiner See bildet; am Ufer des Sees steht ein Baum fest verwurzelt in der Erde«. Spüren Sie den festen Stand, Ihre weichen, gelösten Schultern und den ruhigen Atem.

2 Atmen Sie aus. Mit dem anschließenden Einatmen ziehen Sie in der Grundhaltung die Arme durch den Wasserfall bis zur Waagerechten nach oben; dort kehrt sich die Bewegung um.

3 Neigen Sie mit der Abwärtsbewegung der Arme den Oberkörper nach vorne, bis Sie ein leichtes Ziehen in der Beinrückseite verspüren.

4 Beugen Sie die Knie – die Tiefe der Bewegung bestimmen Sie selbst – und umfahren Sie mit den Händen bis zum Nabel den imaginären kleinen See.

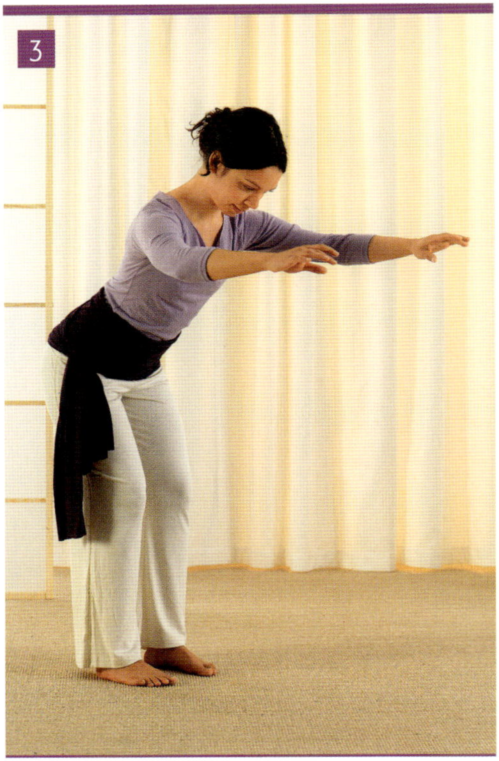

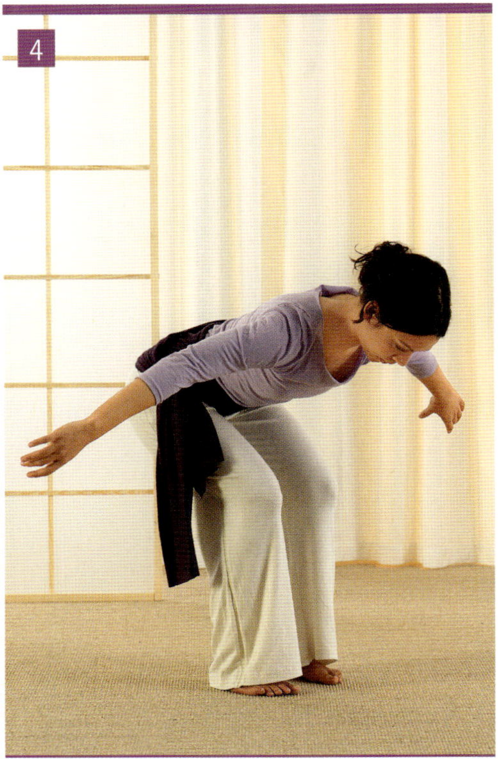

Holz

1 Legen Sie die Kleinfingerseite der Hände aneinander und richten Sie sich langsam wieder auf. Stellen Sie sich dabei folgendes Bild vor: »ein Sprössling wächst der Sonne entgegen und entfaltet sich«.

2 Öffnen Sie die Arme, sodass ihre Form der Krone eines Baumes entspricht. Die Hände zeigen zum Scheitel, und die Ellenbogen sind sanft nach außen gezogen. Die Schultern sind entspannt und locker. Sie stehen ganz fest verwurzelt auf dem Boden und sinken anschließend.

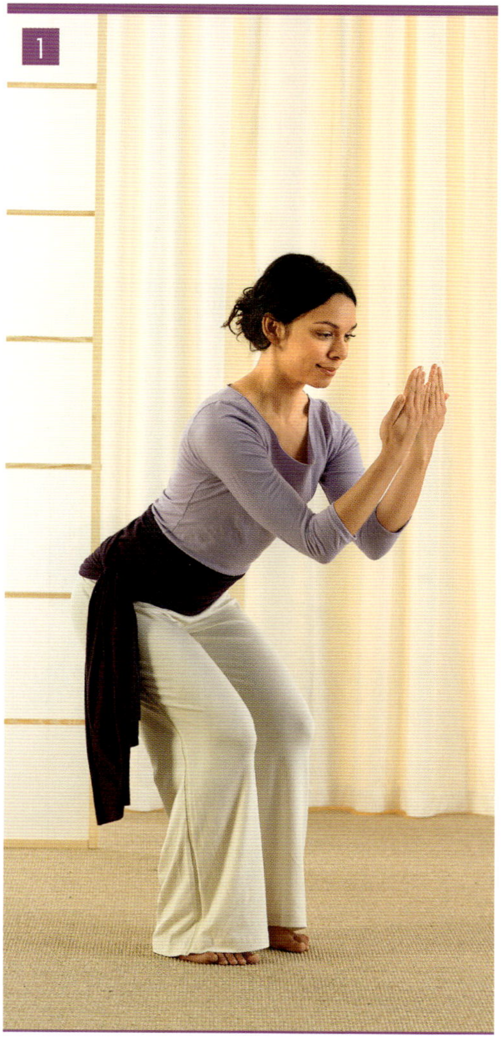

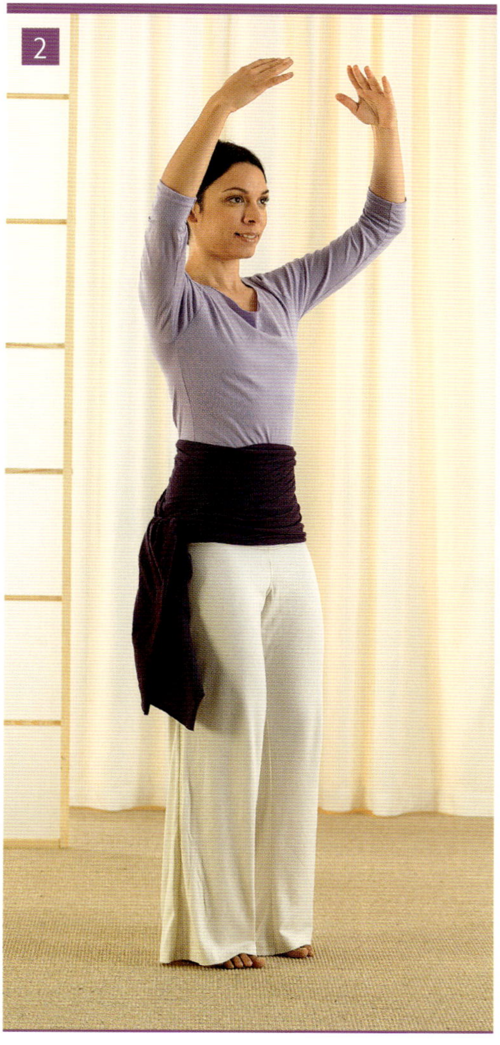

3 Neigen Sie den Oberkörper entspannt nach rechts und kommen Sie anschließend zur Mitte zurück. Beide Füße behalten dabei einen festen Kontakt zum Boden. Achten Sie darauf, dass Sie nicht das Gewicht nach rechts verlagern. In der Mitte entsteht eine kleine Pause.

4 Neigen Sie den Oberkörper nun entspannt nach links und stellen Sie sich vor: »Der Baum wiegt sich sanft im Wind.« Die Füße behalten bei der Bewegung einen festen Kontakt zum Boden. Je nach Wohlbefinden können Sie die Seitneigung mehr oder weniger deutlich ausführen.

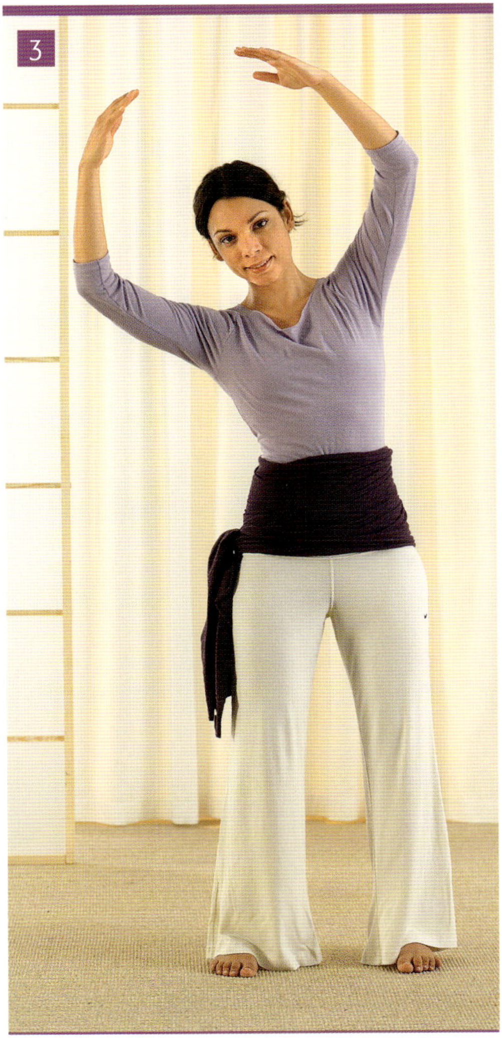

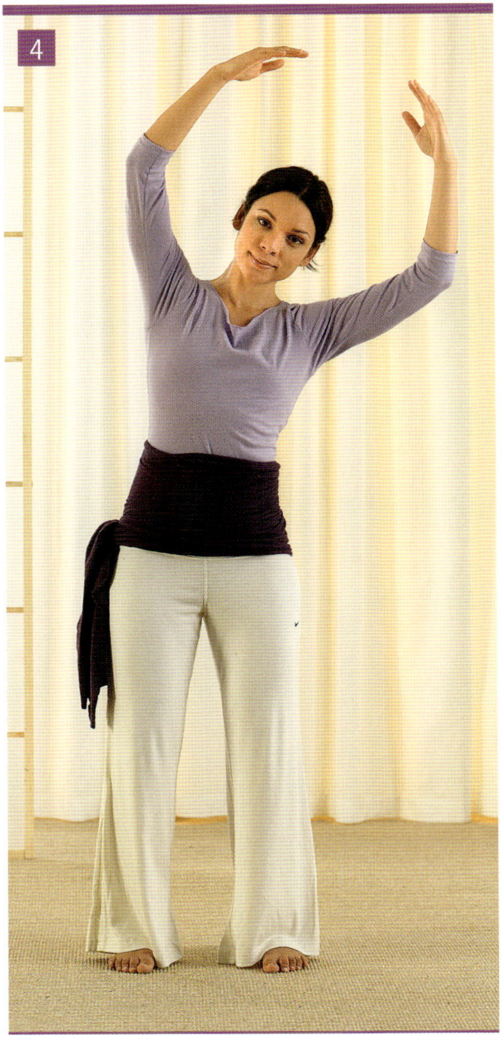

Feuer

1 Verlagern Sie das Gewicht etwas auf das rechte Bein und lassen Sie dabei die Ellenbogen sinken, bis sich die Hände in Herzhöhe befinden und ein »Tigermaul« (siehe S. 68) bilden, d.h. einen kleinen Ball umfassen.

2 Drehen Sie sich etwas nach links und drehen Sie auch den linken Fuß auf dem Fußballen etwas nach links. Heben Sie ihn an und setzen Sie die Ferse nun an dieser Stelle auf. Das Bild dabei ist folgendes: Sie »schieben

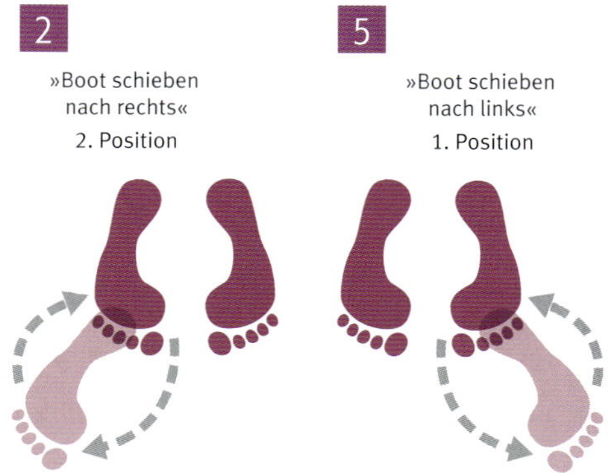

Fußstellung »Feuer« nach links 2, und rechts 5

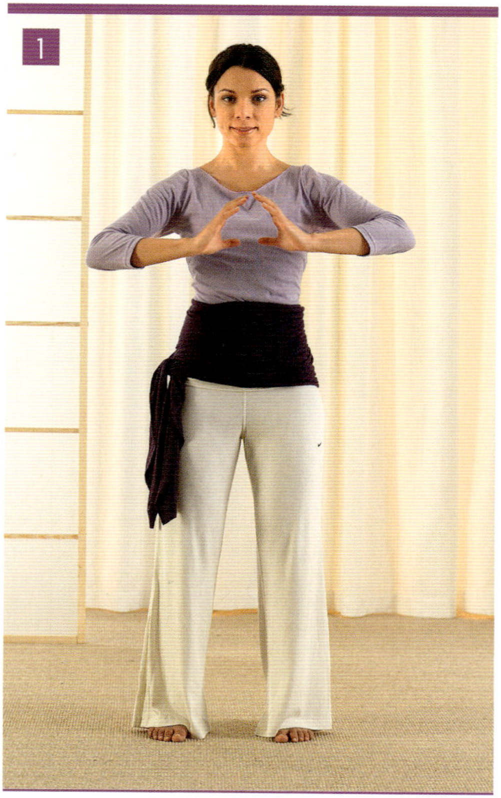

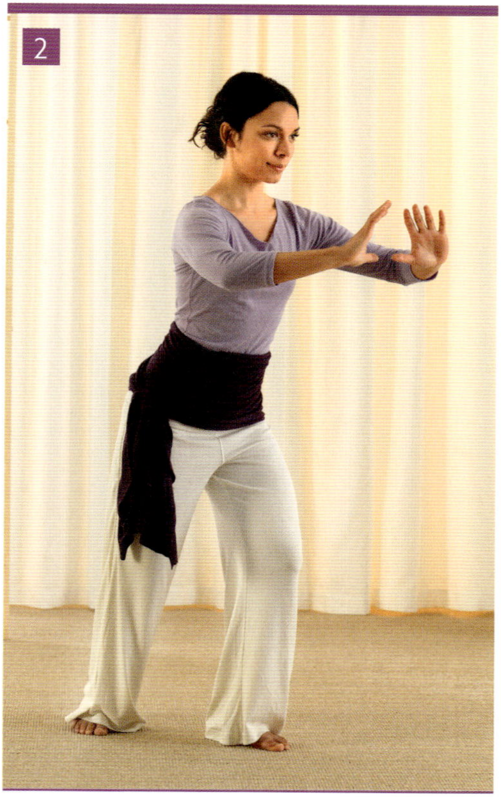

ein Boot ganz sanft nach links auf das Wasser«, indem Sie das Gewicht etwas mehr auf den linken Fuß verlagern. Die rechte Hüfte folgt der Bewegung. Neigen Sie den Oberkörper dabei aber nicht nach vorne.

3 Verlagern Sie das Gewicht auf das rechte Bein zurück, holen Sie die Hände wieder vor das Herz zurück und wiederholen Sie die Bewegung noch einmal.

4 Drehen Sie die Hände, bis die Arme einen Kreis bilden, und verlagern Sie das Gewicht wieder zurück auf rechts. Drehen Sie sich anschließend wieder zur Mitte und stellen Sie den linken Fuß wieder in Grundposition. Lassen Sie sich sinken.

5 Verlagern Sie nun das Gewicht etwas auf links. Drehen Sie sich nach rechts, holen Sie sich die Hände wieder vor das Herz und »schieben Sie ein Boot ganz sanft nach rechts auf den See«. Die linke Hüfte folgt der Bewegung. Halten Sie den Oberkörper bei der schiebenden Bewegung aufrecht.

Wiederholen Sie anschließend auch diese Bewegung noch einmal nach rechts.

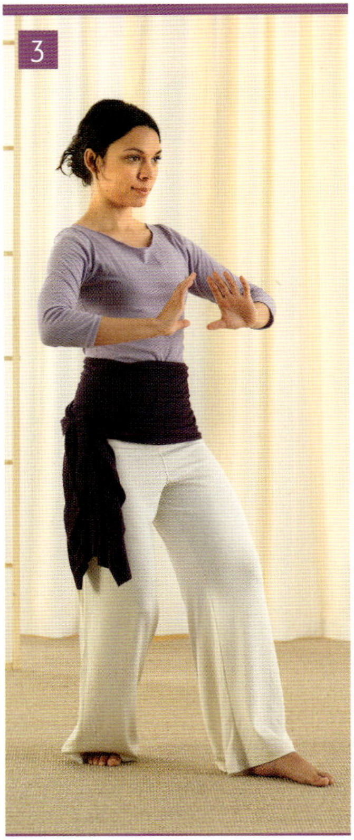

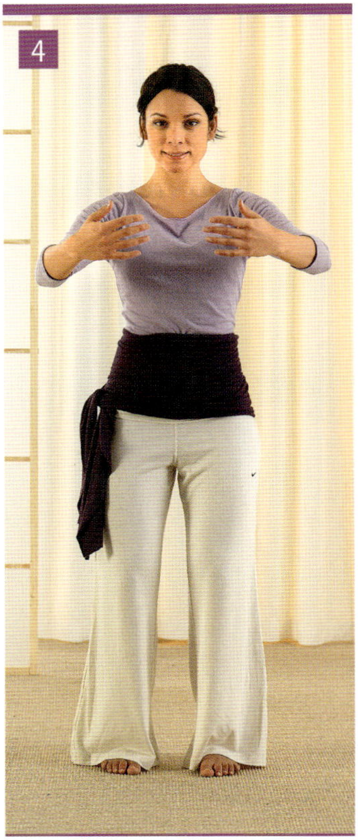

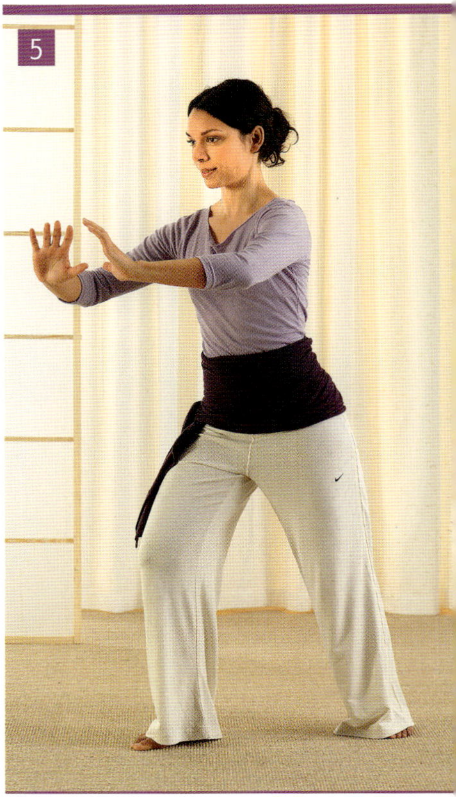

Erde

1 Stellen Sie den rechten Fuß zurück und drehen Sie den Körper wieder zur Mitte. Breiten Sie die Arme waagerecht zur Seite aus und ziehen Sie sie anschließend sanft nach außen.

2 Lassen Sie beide Arme sinken und kreuzen Sie sie in Brusthöhe. Die Handgelenke liegen übereinander.

3 Drehen Sie die Handflächen nach unten, öffnen Sie die Arme nach unten und lassen Sie sie mit dem Ausatmen neben die Hüfte in die Grundhaltung (siehe S. 61) sinken. Hier endet das Üben nach mehreren Durchgängen.

Die Erde als zentrales Element der Wandlungsphasen

Das Element Erde stand in früheren Jahren, zu Beginn der Theorie der fünf Wandlungsphasen, in der Mitte zwischen den anderen vier Elementen – die Erde galt als die Heimat der anderen Elemente. Sie wird als die stabilisierende Kraft, als eine zentrale Instanz gesehen, zu der insbesondere der Mensch eine intensive und

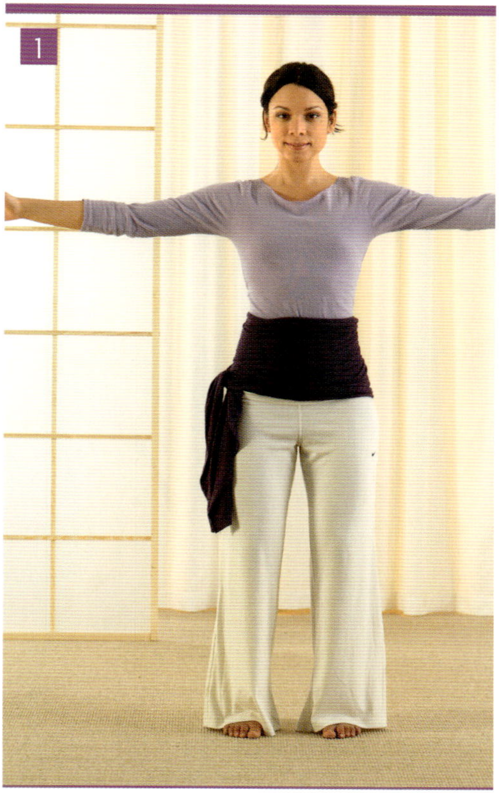

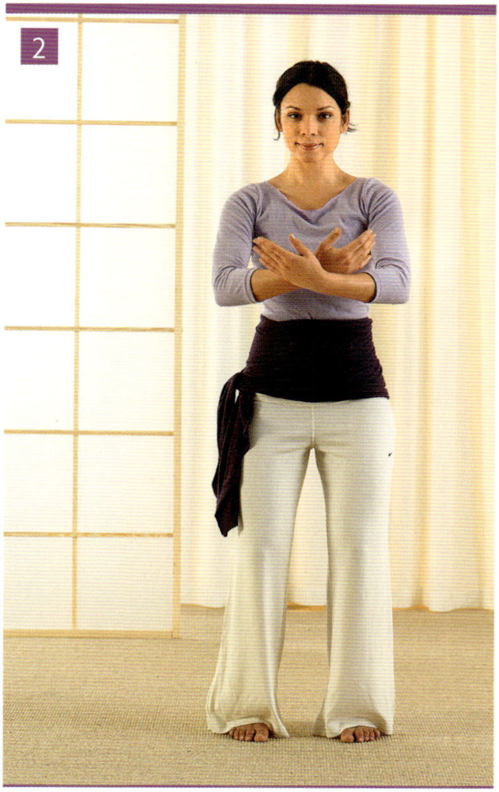

natürliche Beziehung hat. Deswegen sollten Sie sich mit dieser Übung von Zeit zu Zeit Ihre Verbindung zur Erde bewusst machen. Gleichzeitig wird dem der Erde zugeordneten Funktionskreis Magen-Milz im Zusammenhang mit der Nahrungsaufnahme und -verwertung eine große gesundheitliche Bedeutung zugeschrieben.

Wenn Sie die gesamte Übung »Harmonie« mehrfach durchgeführt haben, endet sie schließlich an dieser Stelle, d.h. nach der Teilübung »Erde«. Daran schließt sich dann noch das kleine Abschlussritual an, das Sie auch am Ende der Brokatübungen durchgeführt haben (siehe S. 109ff.).

Bei den einzelnen Durchgängen schließt sich an die Teilübung »Erde« noch die Teilübung »Metall« (siehe S. 122f.) an; bevor Sie jedoch damit fortfahren, machen Sie sich bewusst, wie intensiv der Kontakt Ihrer Füße zu Mutter Erde ist. Lassen Sie sich sinken und genießen Sie den festen Stand.

4 Drehen Sie das Becken leicht nach links, ohne die Position der Füße zu verändern. Ziehen Sie beide Arme mit dem Handrücken voraus nach oben.

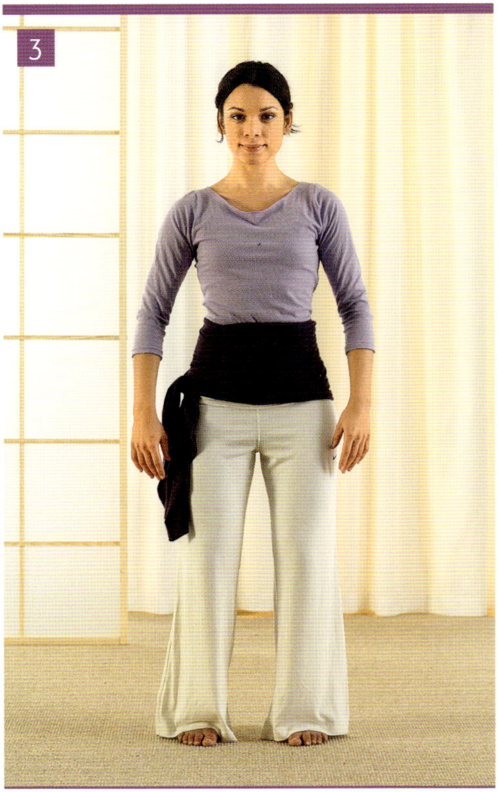

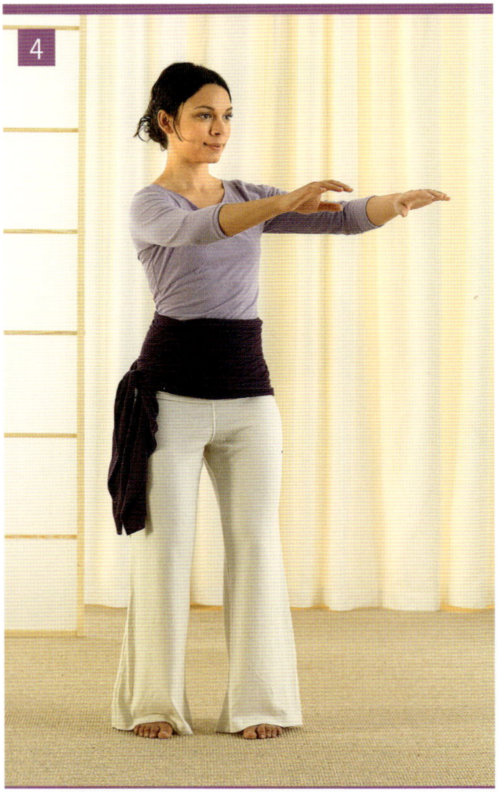

Metall

1 Drehen Sie in Schulterhöhe die Handflächen zueinander und strecken Sie sich lang aus, als ob Sie »an die unteren Äste eines Baumes reichen« möchten. Die rechte Ferse löst sich dabei ein klein wenig vom Boden.

2 Wenden Sie sich wieder zur Mitte und streichen Sie mit beiden Händen außen am »Baumstamm« nach unten, bis sich die Hände wieder in Hüfthöhe befinden.

3–6 Wiederholen Sie die gleiche Bewegung nach rechts.

- Achten Sie auch hier wieder darauf, die Füße nicht nach außen zu drehen. Es sollte eine weiche, spiralförmige Spannung im Rumpf zu spüren sein. Lassen Sie den Atem entspannt fließen.
- Beenden Sie die Abfolge immer mit dem Bild »Erde«. Danach führen Sie wieder eines der Abschlussrituale durch, die Sie von den Brokatübungen kennen (s. S. 109–111).

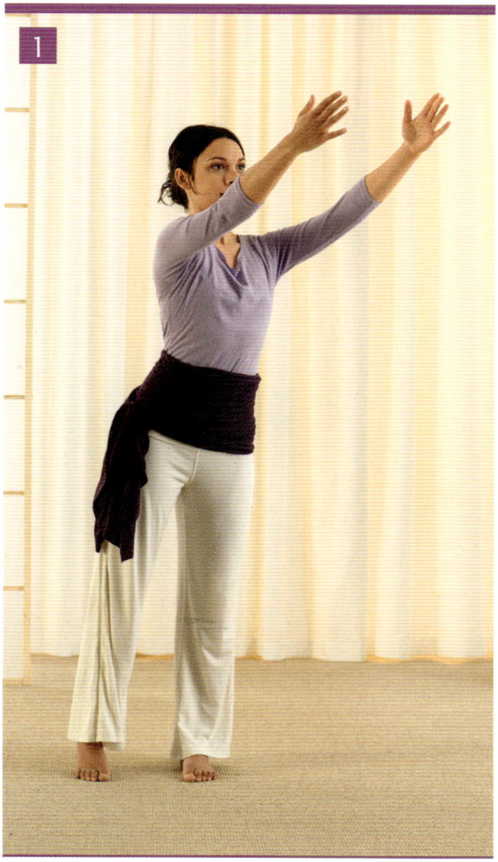

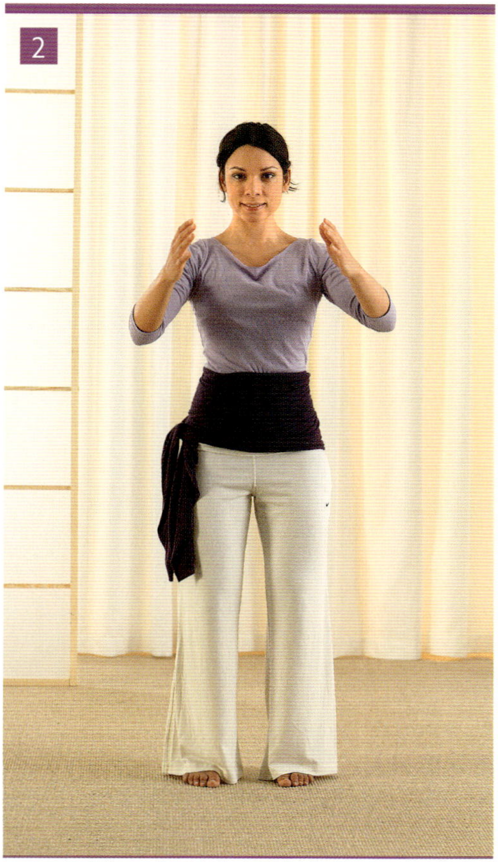

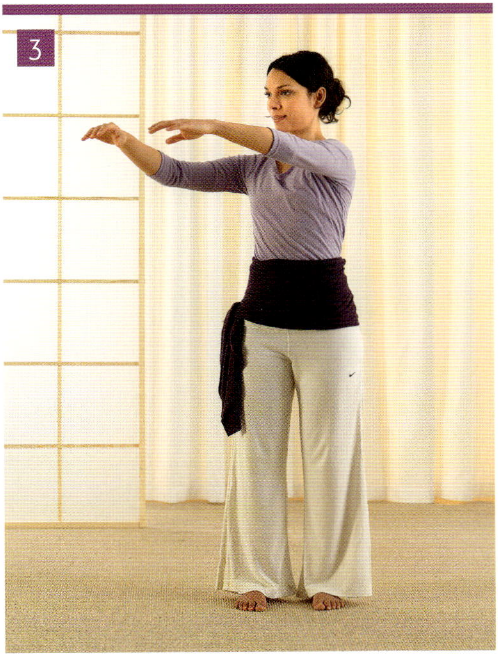
3

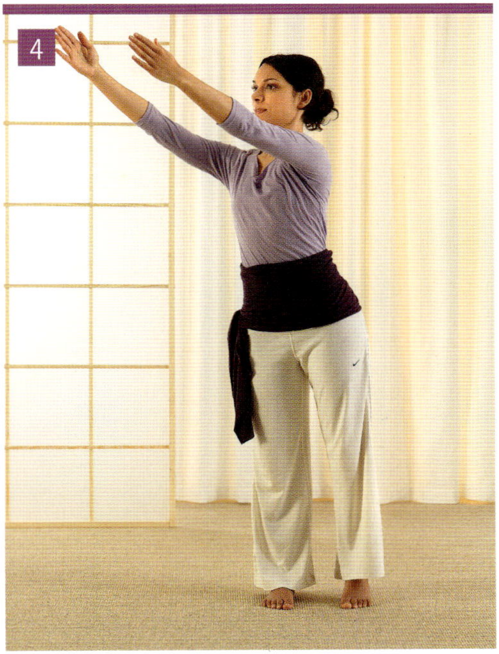
4

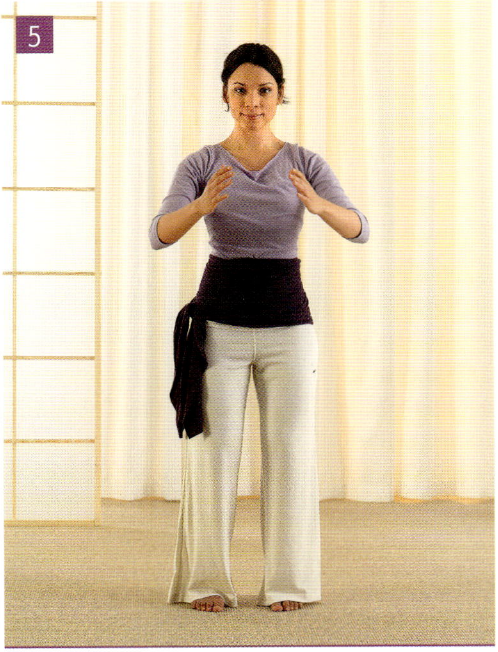
5

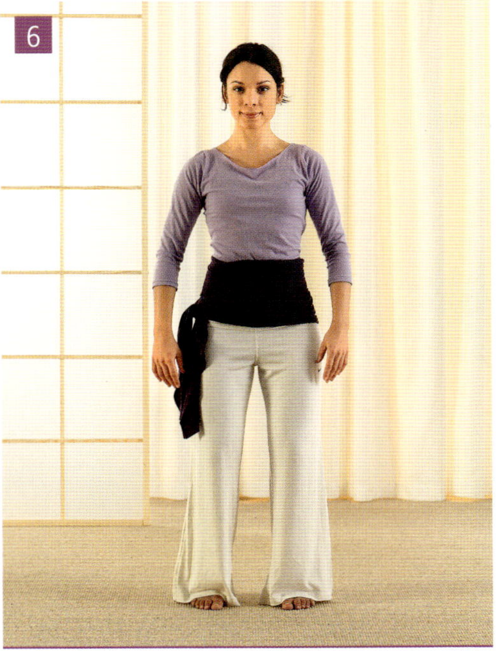
6

Adressen, die Ihnen weiterhelfen

An diese Adressen können Sie sich wenden, wenn Sie zusätzlich unter fachkundiger Anleitung Qigong oder Taiji quan erlernen oder mehr über Osteopathie erfahren möchten.

Carl-v.-Ossietzky-Universität Geschäftsstelle PTCH
26111 Oldenburg
Tel.: 0441 / 79 84 703
Fax: 0441 / 19 47 03
johann.boelts@uni-oldenburg.de

Deutsch-Amerikanische Akademie für Osteopathie (DAAO)
88316 Isny-Neutrauchburg
Tel.: 07562 / 97 18 0
info@aerzteseminar-mwe.de

Deutsche Gesellschaft für Osteopathische Medizin (DGOM)
56154 Boppard
Tel.: 06742 / 80 01 0

Deutsche Gesellschaft für Qigong Yangsheng
Colmanstr. 9
53115 Bonn
Tel.: 0228 / 69 60 04
Fax: 0228 / 69 60 06
info@qigong-yangsheng.de

Deutsche Qigong Gesellschaft e. V.
Monika Binder
Guttenbrunnweg 9
89165 Dietenheim
Tel.: 07347 / 34 39
Fax: 07347 / 92 18 06
contact@qigong-gesellschaft.de

SMS Internationale Gesellschaft für Chinesische Medizin e. V.
Franz-Joseph-Str. 38
D - 80801 München
Tel. 089 / 38 88 80-31
Fax 089 / 33 73 52
sms@tcm.edu

An diese Anschrift können Sie sich wenden, wenn Sie im Zusammenhang mit der TCM ärztliche Hilfe suchen:

Deutsche Ärztegesellschaft für Akupunktur (DÄGfA)
Würmtalstr. 54
81375 München
Tel.: 089 / 71 00 511
Fax: 089 / 71 00 525
fz@daefga.de

Literaturempfehlungen

Die nachfolgenden Bücher geben Ihnen einen vertiefenden Einblick in die Theorie und das Gedankengut und zeigen Ihnen noch andere schöne Qi-Gong-Übungen und interessante Osteopathie-Informationen.

Zur Vertiefung der theoretischen Inhalte

Eckert, A.: *Das heilende Tao.* Müller & Steinicke, München 2004

Grandjean, M.; Birker, K.: *Das Handbuch der chinesischen Heilkunde.* Joy, Sulzberg 1997

Greenman, P. E.: *Lehrbuch der osteopathischen Medizin.* Heidelberg 1999

Myers, Th.: *Anatomy Trains*. Elsevier, München 2010

Weitere praktische Übungen

Engelhardt, U.; Hildenbrand, G.; Zumfelde-Hüneburg, C. (Hrsg): *Leitfaden Qigong.* Urban & Fischer, München 2007

Foen Tjoeng Lie: *Chinesische Naturheilverfahren.* Bassermann, Niedernhausen 1998

Moegling, K.; Moegling, B.: *Tai chi chuan für Einsteiger.* Goldmann, München 2000

Tempelhof, S.: *Osteopathie. Schmerzfrei durch sanfte Berührung.* GU, München 2001

Stichwortverzeichnis

Übungsverzeichnis

Über die Autoren

Dieter Beh ist Sporttherapeut und Leiter der Gesamttherapie der Rehaklinik Überruh in Isny sowie Taiji- und Qigong-Lehrer. Seine Grundausbildung in dieser Bewegungsform hatte er bei PD Dr. K. Moegling (IFBUB). Der Autor unterrichtet seit 1992 Qigong und Taiji quan.

Dr. med. Johannes Weingart ist Facharzt für Innere Medizin, Physikalische und Rehabilitative Medizin, Sportmedizin und spezielle Schmerztherapie. Er ist Verfechter des ganzheitlichen Ansatzes medizinischer Denkweise und vertiefte vor 15 Jahren am College of Osteopathic Medicine in Philadelphia sein Wissen. Er ist der Begründer der Deutsch-Amerikanischen Akademie für Osteopathie. Als Internist und Schmerztherapeut ist er tätig an der Dreiländerklinik Ravensburg.

Impressum

Information der Deutschen Nationalbibliothek

Die Deutsche Nationalbibliothek verzeichnet diese Publikation in der Deutschen Nationalbibliografie; detaillierte bibliografische Daten sind im Internet über http://dnb.d-nb.de abrufbar.

3., neu bearbeitete Auflage, Neuausgabe

BLV Buchverlag GmbH & Co. KG
80797 München

Bildnachweis
Alle Fotos Ulli Seer, außer:
Argonautis – Fotolia.com: S. 72/73
Jäger, Elli: S. 1, 10, 26, 36
Panthermedia: S. 112/113
Shutterstock: S. 31

Grafiken
Jörg Mair, München

Umschlagfotos: Ulli Seer

Lektorat: Sarah Weiß, Janina Beckmann
Herstellung: Angelika Tröger
DTP: Uhl + Massopust GmbH, Aalen

Gedruckt auf chlorfrei gebleichtem Papier

Printed in Germany
ISBN 978-3-8354-1014-5

Hinweis
Das vorliegende Buch wurde sorgfältig erarbeitet. Dennoch erfolgen alle Angaben ohne Gewähr. Weder Autoren noch Verlag können für eventuelle Nachteile oder Schäden, die aus den im Buch vorgestellten Informationen resultieren, eine Haftung übernehmen.